肿瘤药物

临床试验患者的那些事儿

刘连科　鲁智豪　吴　菁 ——

主编

化学工业出版社

·北京·

内 容 简 介

本书以患者视角为切入点，以临床故事为背景，介绍药物临床研究，用生动通俗的语言讲述了43个真实发生的肿瘤药物临床试验故事，贴近生活，可以为参加临床药物治疗的患者增加治疗信心，解除患者及家属的忧虑。

本书适合拟参加或正在参加药物临床研究试验的患者，及患者家属阅读，也可供药物临床试验研究相关人员参考阅读。

图书在版编目（CIP）数据

肿瘤药物临床试验患者的那些事儿/刘连科，鲁智豪，吴菁主编.—北京：化学工业出版社，2021.11（2023.3重印）
ISBN 978-7-122-40298-1

Ⅰ.①肿…　Ⅱ.①刘…②鲁…③吴…　Ⅲ.①肿瘤-药物疗法　Ⅳ.①R730.53

中国版本图书馆 CIP 数据核字（2021）第 232364 号

责任编辑：满孝涵　邱飞婵　　　　　　装帧设计：史利平
责任校对：宋　夏

出版发行：化学工业出版社（北京市东城区青年湖南街13号　邮政编码
　　　　　100011）
印　　装：北京新华印刷有限公司
880mm×1230mm　1/32　印张6　字数98千字
2023年3月北京第1版第2次印刷

购书咨询：010-64518888　　售后服务：010-64518899
网　　址：http://www.cip.com.cn
凡购买本书，如有缺损质量问题，本社销售中心负责调换。

定　　价：49.80元

编写人员名单

主　编　刘连科　鲁智豪　吴　菁
副主编　雷开键　王军业　王居峰

编者（按姓氏汉语拼音排序）
曹彦硕　北京大学肿瘤医院
成翔宇　山西省肿瘤医院
何智群　济宁医学院附属医院
雷开键　宜宾市第二人民医院
李　慧　济宁医学院附属医院
李　萍　南京医科大学第一附属医院（江苏省人民医院）
李　薇　南京医科大学第一附属医院（江苏省人民医院）
刘连科　南京医科大学第一附属医院（江苏省人民医院）
鲁智豪　北京大学肿瘤医院
钱小军　中国科学技术大学附属第一医院（安徽省立医院）
任铁军　郑州大学附属洛阳中心医院（洛阳市中心医院）
邵茜雯　南京医科大学第一附属医院（江苏省人民医院）
沈　凯　南京医科大学第一附属医院（江苏省人民医院）
孙美丽　山东大学附属济南市中心医院（济南市中心医院）
王　刚　中国科学技术大学附属第一医院（安徽省立医院）
王居峰　河南省肿瘤医院
王军业　济宁医学院附属医院
王　蓉　南京医科大学第一附属医院（江苏省人民医院）

王育生　山西省肿瘤医院

吴　菁　南京京拓柯林医药科技有限公司（全球寻药联盟）

熊永祥　宜宾市第二人民医院

许佳丽　南京医科大学第一附属医院（江苏省人民医院）

张　嘉　南京医科大学第一附属医院（江苏省人民医院）

前言

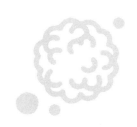

　　如何战胜恶性肿瘤，无论是在国家层面，还是对于患者本人，都是一项待解的重要命题。然而要想快速、高效地战胜恶性肿瘤，人们不可能离开新药的研发，更不可能离开药物临床试验。

　　2019年末，新冠疫情发生。这个时候，一种可能对新冠治疗有效的新药"瑞德西韦"的出现，引起了各国政府官员、科技工作者、医护人员的重视。既然这种药物可能对某些患者（在药物临床试验中我们称之为受试者，为了方便理解，本书称为患者）有效，为什么不直接应用，而需要开展严格的临床试验呢？原因很简单，人们想准确地知道，这种药物的有效率到底是多少？有无明显的不良反应？是否优于目前的临床常规治疗方法？要回答这些问题，必须通过严格的药物临床试验。

　　随着医学科学的发展，新的抗肿瘤药物层出不穷，如何证实这些药物的疗效和安全性？同样，也需要科学、严格的药物临床试验。如何更快、更好地完成这些药物临床试验，需要多方面、多个层次相关人员的共同合作。最关键的一点，是需要患者的积极参与和奉献。

　　在实际工作中，人们对药物临床试验的认识和理解，以及患者对药物临床试验的参与度，多不尽如人意。

　　本书是国内第一部讲述肿瘤药物临床试验患者故事的书。目前，临床上开展药物临床试验项目最多的疾病中，恶性肿瘤排在前列，远远超过其他疾病。本书故事正取材于那些积极参加药物临床试验的肿瘤患者。这些故事都是他们的亲身经历。

我们希望通过阅读这些故事，让无论是已经参加过的、正在参加的，以及拟参加药物临床试验，或对药物临床试验感兴趣的肿瘤患者及其家属，都会有所启发，有所帮助。即便是非肿瘤患者，只要对药物临床试验感兴趣者，都会从这本书中得到启发、借鉴和收获。

这本书中有幸运儿，也有不幸的人，有欢乐、有痛苦、有烦恼，也有失望。不论如何，大多数参加药物临床试验的患者表现出来的乐观向上的精神和勇气，值得我们尊敬与学习。他们的故事告诉我们，对于多数患者，药物临床试验不但延长了他们的生存时间，而且对他们的生活产生了重大的影响。许多原本已经失去信心的患者，在接受了药物临床试验后又重新燃起了对生活的希望。当然，在药物临床试验过程中，也发生了一些有趣的事情，这为药物临床试验增添了不少花絮，这些我们一并在故事中为大家讲述。

本书旨在促进国内肿瘤药物临床试验的发展，有利于参加或拟参加药物临床试验的肿瘤患者做出正确的决定。本书的编者们均具有丰富的药物临床试验知识和经验，并多年从事药物临床试验工作，我们希望尽最大可能，将参加药物临床试验的患者及其亲人的真实性呈现出来，给大家以启迪。

在此，我们由衷地感谢所有参加药物临床试验的肿瘤患者，以及支持参加药物临床试验的患者的亲人和朋友们，是你们的无私奉献，促进了肿瘤学的发展。其次，对参与药物临床试验的研究者、科研人员，以及对本书辛苦付出的各位同行一并表示感谢，这本书的完成离不开你们优秀的工作。

故事中的内容以及患者的病史、治疗史，出于对患者信息的保护，进行了部分艺术加工，如有雷同，敬请包涵！由于时间紧张，书中难免有不妥之处，望各位批评指正。最后，衷心希望这些故事，对正在参加药物临床试验的患者，及以后可能参加药物临床试验的患者有所帮助！

编者

2021年9月

目录

柳暗花明又一村

最好的抉择

别给人生留遗憾

多听多看多理解

听医生的话

好心态是治愈一切的良药

钱要花在刀刃上

傲慢与偏见

生活有时阴差阳错

柳暗花明又一村

肿瘤在我国的发病率日益递增。而肿瘤治疗的道路并非一帆风顺的，有时会遇到一些艰难险阻，当治疗效果不理想时，患者常常会心灰意冷，甚至感到绝望。而药物临床试验是一个好机会，能够让患者获得更好的疗效或尝试最新的治疗方案，让许多原本已经失去信心的患者又重新燃起对生活的希望。

　　在肿瘤治疗的道路上，我们与患者同行，希望大家坚定信念，不要轻言放弃，尝试了解一下药物临床试验吧，或许可以迎来"柳暗花明又一村"。

—— 试药让他的生活恢复了正常 ——

老邵是一名食管癌患者，今年67岁，家住风景优美的微山县。

老邵工作退休后，享受着惬意而快乐的生活。然而天有不测风云，退休后没几年，2017年8月，老邵就被查出患有食管癌，后于9月行手术治疗，术后半年复查正常，一年半后再复查时却发现腹膜后淋巴结转移。老邵当时的心情非常复杂，心中充满忧虑，感到世界末日到了。检查出肿瘤转移后，当时，老邵就诊的某省级医院建议让老邵入院做放疗，考虑离家太远，老邵决定回当地医院治疗。

回家后的第二天，在家人的陪同下，老邵来到当地医学院附属医院就诊，当时接诊的是肿瘤科王主任。王医生认真、仔细地看完老邵的病史资料和CT检查结果之后告诉他，像老邵这种情况可以做放疗，也可以做化疗。另外，现在有种新的治疗技术，叫做免疫治疗，根据老邵的病情和前期的手术情况，建议他可以尝试。王医生详细地解释了这是一种正在开展临床试验的药物（许多患者和医生习惯称之为"试药"）。而且这种免疫药物是免费的，检查无需费用，不过治疗有风险，但总体上风险可以控制。

老邵后来回忆，当时他心里很没有底，因为那是一种新的治疗技术，效果如何很难说，还要冒风险做"人体试验"。老邵在仔细考虑自己的实际病情后，对王主任说，只要病情符合治疗条件，同意用免疫治疗方案，先治疗6个疗程看看。

2019年4月老邵进行了第一次化疗和免疫针（PD-1药物）输液治疗，并没有发生严重的不良反应，后来每隔3个星期，老邵就回来做1次免疫治疗。

老邵笑着说，每次做治疗时，医生们都非常关心，耐心地为他解释遇到的不良反应，让他不用过分担心。护士们的工作也很细致周到，这对他的病情好转起到很好的帮助作用。老邵十分感谢他们。

经过6个周期治疗后，老邵的肿块由原来的2.7cm缩小到0.6cm左右，效果明显，病情明显好转，老邵和家人都非常高兴。之后两年，老邵又进行了共28次免疫治疗，现在已经和正常人一样，参加社交活动，享受生活。

老邵谈到，通过免疫治疗，他感受到试验药物在身体上起到了很好的效果，他不仅免疫力有所增强，基本恢复了身体的健康；也减少了不少治疗费用，减轻了家庭经济负担；精神上更恢复了积极向上的状态。

现在他和家人都已经恢复正常的生活。

老邵感慨："这种新药免疫治疗方案给了我第二次生命，也挽救了我的家庭！"

老邵的故事告诉我们，虽然药物临床试验可能存在风险，但总体风险可控，而且医生都会给予患者及时的解释和治疗，这对患者的心理和病情都会有帮助。

（王军业　何智群）

小知识

为什么试验用药物是免费的？

根据药物临床试验管理规范（GCP）等相关规定，国家注册性临床试验的试验用药物以及对照药品都是免费的。药物临床试验遵循着免费原则。

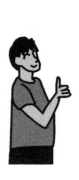
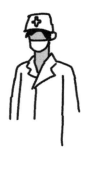

———— 试药就像我的救火队员 ————

我们曾经的一位患者老张，曾风趣地将"试药"形容为"救火队员"，他为何会这般形容呢，就让我们先了解一下老张的病史吧！

老张，男，70岁，于2019年10月确诊为肺癌晚期，病理显示为（右上肺）腺癌。PET-CT提示右肺上叶浸润性肺腺癌伴肺内、淋巴结多发转移。老张的基因检测显示*EGFR*第21外显子突变，这是一种临床上常见的EGFR抑制剂敏感性突变。在医生的建议下，老张口服吉非替尼治疗，后由于经济原因，老张无法做到规律用药，断断续续口服至2020年7月。2020年8月检查结果显示疾病进展。

后来，在医生的建议下，他于2020年8月参加了一项肺癌二线治疗的Ⅲ期临床试验，给予的试验用药物为一种PD-1抑制剂（一种免疫治疗药物）联合两种化疗药物。给予4个周期治疗后，疗效评估显示肿瘤明显缩小，也就是医学上的部分缓解（PR）。随后，采用试验用药物联合单药化疗维持治疗，总计10个疗程，至2021年4月，疗效评估仍为PR。根据试验方案，老张需要继续维持治疗。

由于疗效较好，老张很满意，心情逐渐变好，与我们的交流也多了起来。

老张告诉医生，2019年10月被确诊为肺癌晚期时，整个家像是塌了一样。他当时的想法比较消极，认为自己年纪大了，能多活一天是一天，对未来并没有过多的奢望。老张家中经济条件一般，子女们为了给父亲买药，只能凑钱，即便如此，老张也只能断断续续地用上口服靶向治疗药物。由于得不到规范的治疗，2020年8月，老张出现疾病进展，也就是肿瘤增大了。

正当老张的家人束手无策的时候，经当地医生的介绍，老张了解到他可以参加一项针对他这种情况的药物临床试验。老张把药物临床试验称为"试药"，这是许多患者及家属对药物临床试验的共同称呼。

对于能有机会参加药物临床试验，老张及其家人还是很欣慰的。特别是，经过治疗后疾病得到了很好的控制，老张及其家人心中都很满意。老张非常感谢当初提供药物临床试验信息的医生，也很感谢临床试验团队。

参加药物临床试验后，老张对以后的生活充满了希望。由于疗效较好，老张开始规划近期的生活，想让自己的生活更有意义。

另外，老张告诉医生，在自己的治疗过程中，听到一些与他病情相似的病友已不在了，老张的心情非常复杂。我们安慰老张，老张是幸运的，并鼓励他积极配合好医生治疗，一定会有一个好的结果。

我们让老张谈谈对药物临床试验的看法，老张不善言辞，一开始只说了四个字——试药很好。又想了想，老张说："试药就像我的救火队员。"

老张的故事告诉我们，很多时候，疾病如烈火，而药物临床试验确实是救火队员，它给许多患者带来了生活的希望。

（刘连科　许佳丽）

小知识

如何进行肿瘤疗效评估？

肿瘤疗效评估，也称为有效性评估。肿瘤疗效评估，常分为完全缓解、部分缓解、疾病稳定，或疾病进展。常采用的影像学检查方法有CT、MRI等。

什么是基因检测？如何理解基因检测与药物临床试验的关系？

基因检测是通过对组织、血液或其他体液的DNA、RNA分子进行检测的技术，并对DNA、RNA分子进行分析，判断DNA、RNA分子是否表达异常，以及它们与疾病的相关性。由于未来的抗肿瘤药物发展方向为靶向治疗药物，故将来的肿瘤药物临床试验越来越注重基因检测。

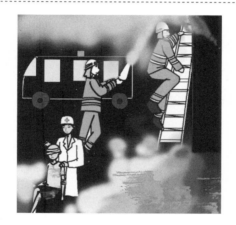

他的运气挺好的

得了食管癌，还说人家运气挺好的，是不是我们做医生的故意气人家？其实不是的，若你看到老袁治疗的疗效后，你就知道为什么说他运气挺好的了。

2015年，老袁被确诊为食管癌，当即给予手术切除，术后给予化疗、放疗，后一直随访。很不幸，到了2017年，老袁的食管癌复发，表现为进食困难，给予了2个周期的化疗，但疗效较差。为了改善进食，医生建议植入食管内支架。医生与老袁及其家属交谈支架植入的注意事项、并发症等。一开始老袁及其家人同意放支架，但老袁听说曾经的一位病友在植入食管内支架后不久出现大出血，并因此去世，他心理负担明显加重。在种种担忧之下，老袁决定与自己的主治医生好好谈谈，再了解一下。

与医生沟通后，老袁了解到一项适合他的药物临床试验，于是决定先放鼻饲管，接受支持治疗，待自己的身体状况改善后，参加一种免疫药物临床试验。经过一段时间的积极治疗，老袁通过了药物临床试验筛查，成功入组。

给予3次（每3周一次）免疫药物治疗后，老袁告诉医生，喝水比之前通畅了许多。在给予8次免疫药物治疗后，老袁可以喝牛奶、米汤了，而且胸前区的疼痛基本上消失。接受11次药物治疗后，老袁与医生沟通，拔除了鼻饲管。拔除鼻饲管后，基本上可以正常饮食，这让老袁很高兴。随后，老袁外出办事，由于无法及时返回，只能退出了临床试验。

后来，老袁基本康复，来拜访主治医生时神采奕奕，看不出曾经的病态。他表示除了偶尔大口进食有比较明显的梗阻感外，其他基本正常。老袁感叹，没有药物临床试验，他负担不起这种药物，再者，最初也不清楚该免疫药物对自己的食管癌是否有效，也不敢自费尝试。能入组临床试验，并且疗效这么好，说明他的运气挺好的。

他笑着说，遇到他的主治医生，参加临床试验，是他一生中最幸运的事！

主治医生问老袁，当初免疫药物治疗食管癌的经验很少，可能冒着较大的风险，为什么还同意参加免疫药物的药物临床试验？

老袁告诉医生，他在医生的建议下先做了基因检测，基因检测提示他可能对免疫治疗有效。其次，他了解到化疗药物很难治愈食管癌，而免疫药物有可能治愈部分肿瘤患者，可以带来长期生存，这给他带来了希望。老袁认为，值得冒风险去尝试新药。他还开玩笑说："我的运气一直很好，而且参加临床试验前，我还做了个好梦，一定会心想事成的！"

老袁的故事告诉我们，免疫治疗可以给部分晚期食管癌患者带来更长的生存时间，可以很好地改善他们的生活质量。因此，冒着一定的风险参加药物临床试验是值得的。

基于目前的临床治疗水平，作为医生，我们支持有机会参加药物临床试验的患者积极尝试药物临床试验。

（王蓉　刘连科）

小知识

药物临床试验的主要风险有哪些？如何降低药物临床试验的风险？

当前，药物临床试验的风险是难以避免的，但并不是每位患者都可能发生。药物临床试验的风险主要有两点：临床试验的治疗可能无效；临床试验用药的不良事件可能是严重的、甚至危及生命的不良事件。

降低药物临床试验的风险，最重要的是设计出或寻找出对疾病更具有针对性的靶向治疗药物和免疫治疗药物，也就是说该药物只针对病灶，而对正常组织影响很小或无影响。专业人员和专业机构的参与，可以很好地降低药物临床试验的风险。

很高兴地告诉各位患者及其家属，当前，针对恶性肿瘤的试验药物的风险正逐渐降低。另外，随着药物临床试验的发展及技术改进，以及越来越规范的操作，其他药物临床试验的主要风险也有降低的可能。因此，在此提醒各位患者及其家属，不要过分担心药物临床试验的风险。

—— 他连续参加了三项药物临床试验 ——

　　老朱，男，63岁，2018年11月确诊为肺癌晚期，同年参加了一项肺癌的Ⅲ期药物临床试验，这是老朱参加的第一项药物临床试验，这次试验持续了14个月。试验结束后，由于没有足够的经济条件进行二线治疗，于是，老朱参加了第二项药物临床试验。这是一次Ⅰ期药物临床试验，时间为2020年3月至2020年7月，后因疾病进展而退出。随后老朱又参加了一项Ⅰ期临床试验，时间为2020年8月至2021年1月。

　　三次临床试验，总的治疗有效时间为26个月，整个治疗的疗效还是很明显的。用老朱开玩笑的话来说："够本了。"老朱了解过，若不参加药物临床试验，他的中位生存时间仅为14个月左右。

　　不仅如此，两年多的临床试验还让老朱节省了一大笔钱，这令老朱很是欣慰。他没有因为生病而把家里拖垮，没有给家境一般的亲人们带来沉重的经济负担。

　　老朱谈到，从得病到现在，自己连续参加了三项药物临床床试验，并不后悔，他认为这是很值得的。并且，老朱参加的第一项药物临床试验是一项Ⅲ期临床试验，该药物在进入Ⅲ期临床试验之前，已明确有效。这增加了老朱首次参加药物临床试验的信心。第一次的药物临床试验给老朱带来了较长的生存时间，这对他参加以后的临床试验很有帮助。如果从头再来，老朱说，他还会选择药物临床试验。并表示以后如有适合他的药物临床试验，他仍会参加。

我们曾经问老朱，你最感谢的人是谁？

老朱告诉我们，最应该感谢的是他的夫人，因为夫人的支持，他才坚定了参加临床试验的决心。同时，还要感谢给他提供参加临床试验机会的医生。

老朱认为自己是幸运的，虽然病情尚未治愈，仍有一些遗憾，但是生存期得到了明显延长，总体疗效还是不错的。老朱感慨道，最初认识的病友有不少已经去世了。若自己当初不积极参加药物临床试验，估计也不在了。他非常想告诉各位病友，有参加药物临床试验的机会，一定要抓住！

老朱的故事告诉我们，遇到适合自己的临床试验是需要好运气的，因此，有参加药物试验的机会一定要抓住，也许这就是新的希望！

（邵茜雯　刘连科）

小知识

什么是中位生存时间？

中位生存时间是评估肿瘤的重要指标之一，也称为中位生存期。在药物临床试验中，中位生存期的评估一般从随机分组或给药开始，到疾病进展、失访，或死亡。简单的理解是，恰好有50%的个体尚存活的时间。

参加药物临床试验，对他
来说也许是最好的结果

谈及癌症，人们多半是避讳而又恐惧。一个家庭，若有一位家人得了晚期癌症，常常搅乱了整个家庭的生活。那如果一个家庭同时有两个癌症患者，又会怎么样呢？

2014年，老王因胃部不舒服，在当地医院行胃镜检查，诊断为胃癌。因为家庭贫困，没钱治病，经当地医生推荐来到了肿瘤医院，拟参加药物临床试验。当时由于老王年龄较大，基础病较多，不符合入组条件，很遗憾未能参加临床试验，转为临床常规治疗。

老王的儿子王先生在与医生沟通父亲病情时，问起这种病会不会遗传。王先生告诉医生，他平时感觉自己也有上腹部不舒服，有时吃点药或者休息一下就好了。医生建议他做个胃镜检查一下。王先生查过胃镜后，发现自己得了和父亲一样的病——胃癌。拿到病理结果后，王先生呆住了。想到父亲看病已花去不少钱，自己又得了胃癌，他多次问自己，还看不看病，再者，哪有钱看病呀？父亲得病，已给这个家庭带来了沉重的经济负担，自己又得了胃癌，让这个本不富裕的家庭雪上加霜。

王先生考虑再三，最终还是来到了父亲的主治医生王主任的门诊。王主任看到他的胃镜检查后，建议患者先做个CT检查，评估胃癌有无远处转移。但不幸的是，CT结果显示，胃周围有多枚肿大淋巴结，考虑转移。

经多学科会诊讨论后，医生们一致认为王先生暂不宜手术，先行以化疗为主的综合治疗，并建议他参加药物临床试验。王主任把试验项目详细介绍后，王先生欣然同意，因此，从签知情同意书到做检查，王先生都积极配合。最终，王先生的各项检查指标都符合试验要求，顺利地入组临床试验。

进行了临床试验的4个周期治疗后，行CT检查评估病情，发现王先生的肿瘤明显缩小，说明肿瘤治疗有效。外科医生再次对王先生的病情进行了评估，认为可以进行手术治疗了。王先生听到这个消息，非常高兴，当即便预约了手术时间，术后巩固化疗2个周期。后定期复查，直至目前，未见肿瘤进展。

王先生每次见到王主任，都感激不尽。当初若不是王主任建议他参加药物临床试验，自己也许已经不在了。药物临床试验还为他节省了很多费用，让他的家庭渡过了难关。王先生承认，参加药物临床试验，对他及他的家庭来说都是最好的结果。

王先生的故事告诉我们，参加药物临床试验，对于并不富裕的家庭是一件非常值得尝试的事。事实上，即便家庭富裕，若能有机会参加药物临床试验，也是一件好事。

同时，王先生的故事还告诉我们，若身体有不舒服，且症状持续一段时间不缓解，应当警惕肿瘤发生的可能性，应积极到医院进行检查。

（王居峰）

小知识

什么是肿瘤治疗有效？

肿瘤患者治疗后，进行影像学检查（常用CT、MRI、PET-CT等），治疗前后对比，观察病灶大小变化，病灶不增大，即可能提示肿瘤治疗有效。临床医生常采用完全缓解、部分缓解、疾病稳定等来描述，这些结果提示肿瘤治疗有效。

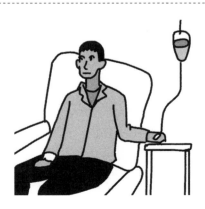

最好的抉择

随着医疗的发展，新的肿瘤治疗方法层出不穷，其中，药物临床试验也是肿瘤治疗的有效选择之一，可以使患者获得高质量、高标准、更前沿的治疗方案。但许多患者对于是否参加药物临床试验，仍然心存疑惑。

　　本章的几位病友将会以亲身经历为大家讲述，他们是如何抉择的。希望使每个肿瘤患者都意识到，药物临床试验也是一种值得考虑的选择，而且有时候，还会是最好的抉择。

老孙说：参加新药临床试验，自己"赌"对了！

老孙是我们住院部的常客了。

每次住院，在他看来只是简单地输2~3瓶液，然后就出院，也没有什么不良反应发生。虽然每3周就需要住院1次，比较频繁，但因为肿瘤得到了很好的控制，并且相关药物和检查均是免费的，所以老孙的心态不错。

这次，老孙又是笑眯眯地走进病房，这是第多少次入院了，老孙自己也没记清楚。老孙能够这样糊里糊涂，是因为他正在参加一项药物临床试验，每次住院均由临床研究协调员（CRC）给他安排好，省去了他许多麻烦。

说起老孙的故事，就要从2年前讲起了。

2年前，老孙由于咳嗽加重，自己到医院做检查，先做了CT，不久以后做了穿刺。穿刺结果显示：老孙得了肺癌。老孙回忆到，当他第一次听到自己得了肺癌，怎么也不肯相信。自己虽然抽烟30多年，但每天仅半包，而他的老伙计老纪，每天1~2包，至今身体仍很健康。在得知自己的肺癌无法通过手术切除时，老孙的心情沮丧极了，考虑家中经济条件一般，恐怕无法负担高昂的医疗费用，老孙一度想要放弃治疗。

那日，老孙离开了医院，心情复杂地来到玄武湖边，他望着这片熟悉的蓝天碧水，不由想到曾经携手游湖的老伴。老伴几年前就不在了，临走前曾语重心长地叮嘱老孙，少抽点烟，有不舒服，一定要早点去医院。老孙想到自己8个月前开始咳嗽时，自己没当回事，又因为不愿孩子担心，也没有告诉儿子。老孙一时十分后悔没有牢记老伴的叮咛。

经过一夜的煎熬，第二天，老孙抱着一丝希望来到了门诊，接诊的刘医生详细地询问了老孙的病情，与老孙进行了充分的交流，在了解老孙的顾虑后，刘医生建议老孙参加药物临床试验。

刘医生告诉老孙，治疗用药物以及相关检查（影像学检查及血液检查）均免费，给予的治疗方案为晚期肺癌的一线标准治疗方案，同时告知该试验分为试验组和对照组，老孙进入试验组和对照组的概率均为50%。

当老孙刚听到刘医生建议他参加药物临床试验时，马上想到是不是让他当"小白鼠"。最初，老孙心理上还是有点排斥的。当听完刘医生的详细解释后，老孙最终决定参加临床试验，为自己赌一把！

不久后，老孙接受了第一次药物治疗。老孙想到自己的一位朋友在化疗时，副作用很大，几乎天天呕吐，也很担心出现药物副作用。老孙怀着忐忑不安的心情，度过了第一个化疗周期（约3周）。在接受第二个周期化疗前，老孙问刘医生，他的药物是不是假的，怎么没有出现副作用？刘医生笑了，并给老孙进行了详细的解释，告诉他不是每一位患者都会出现明显的副作用；再者，患者接受化疗前，医生均会给予积极的预防处理，让老孙放心。

老孙接受两个周期（共6周）化疗后，接受了CT等检查，结果显示病灶较前明显缩小，到达了部分缓解（PR）。

一晃，2年很快过去了。在整个治疗期间，老孙一直积极与医护人员沟通，不但自己乐观向上，还经常帮助医生，以自身经历劝说其他患者，为病友们解释参加药物临床试验的好处。

老孙坦诚道，当听到有药物临床试验时，他一开始心里是没有底的，但对生存的渴望让他决定赌一把，参加药物临床试验！现在看来，自己"赌"对了！

目前，老孙的病情仍在缓解中，我们可以肯定地说，老孙的故事仍会继续。随着临床肿瘤学的发展，越来越多的药物临床试验将会开展、越来越多新药将会问世，会使更多像老孙一样的肿瘤患者得到很好的治疗机会，也就意味着，他们的生命能得到更好的延长和改善。

老孙的故事告诉我们，参加药物临床试验是值得的。当然，老孙自认是"赌"一把，其实不能认为是"拿命来赌"，因为，老孙接受的治疗是规范的、科学的，是已经经过严谨的临床前期研究的。这一次，是老孙自己抓住了机会。

另外，老孙的故事还告诉我们，吸烟有害健康，一旦身体有不舒服，应当及时就诊，以免延误病情。

（刘连科　许佳丽）

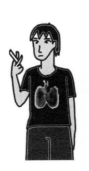
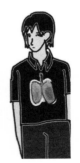

小知识

什么是研究者和临床研究协调员？

研究者：指实施临床试验并对临床试验质量及受试者权益和安全负责的试验现场的负责人。

临床研究协调员（CRC）：是在临床试验中被主要研究者授权，协助研究者进行非医学判断的相关事务性工作，是临床试验的参与者、协调者。最初CRC主要是指研究护士，现在不仅仅是指研究护士，范围更广。

老郭现在回想起来，那是他
做过的最正确的决定

老郭现在回想起来，两年前选择参加药物临床试验，是他后半生中做得最正确的一次决定。

2019年，4月的合肥已经显现出夏天的闷热，时不时的阴雨天气更是让人心烦意乱，一年多的腹痛终于让老郭坚持不下去了，他决定去医院开点药吃。开药前，医生先给他开了胃镜检查单，他心想常规检查一下胃镜也不无好处。然而当看到胃镜检查结果的时候，自诩经历过大风大浪的他还是感到脑袋里嗡了一下——报告上赫然写着"胃癌可能，待病理"。这时他还心存侥幸，但2天后，病理报告彻底粉碎了这种侥幸，他的确是得胃癌了。

他万万没想到自己会和"癌症"沾上边。他自认为生活健康、饮食规律，不抽烟，偶尔跟老友喝点小酒，退休之后每天坚持快走锻炼，一辈子没有得过大病、住过院。虽然近一年偶有腹部隐痛，但也没有影响他正常生活，他还是健步如飞，完全看不出一点异样。

随后的一周，他接连就诊了消化科、胃肠外科，又做了很多烦琐的检查，对检查结果的漫长等待让老郭更加焦躁。

最终检查显示，他的胃癌已是晚期，且有多处淋巴转移和肺转移，无法手术切除，只能进行以化疗为主的综合治疗。老郭虽早已有心理准备，但当听到医生的解释后，如同听到死神给他下达了死刑的命令，感觉到一股冷气从后颈一直窜到脚底，他有些迷茫，一时不知道该说什么。这时老伴紧紧地握住了他的手，把他从游离的绝望中拉回到现实。恍惚中，他脑海里显现出昨天去幼儿园接孙女放学的情景。他想到孩子温暖的笑容，又看了看眼含泪光的老伴，老郭用力地点点头："好，那我就去化疗！"

就这样，随着劳动节小假期的结束，老郭住进了化疗科的病房，这是他这辈子第一次住院。他看着周围陌生的病友，他们已经是化疗科的"老熟人"了，隔壁床的年轻病友还乐观地跟他说："生命不息，化疗不止！"

5月份的合肥更显燥热，住院当晚，老郭不出所料地失眠了，他辗转反侧，想自己能坚持几次化疗呢？能做化疗科多长时间的"老熟人"？自己将来能不能像隔壁病友一样坦然地在病床上轻松入睡？胡思乱想的他拿出手机搜索起"胃癌"来，却看到晚期胃癌的生存期只有1年左右，顿时灰心丧气。这时隔壁的年轻病友发出轻轻的鼾声，这鼾声反而给了老郭些许的安慰，这位小老弟虽然年轻，但如此乐观积极，他这个长辈没有理由不坚持下去。

这样想着，他迷迷糊糊地睡着了。

第二天的查房跟他想象的不太一样，主治医生把他和老伴、儿子叫到了办公室，告诉他们有机会参加一个"药物临床试验"，并且详细地做了解释。老郭很快就理解了，这项临床试验是在标准治疗的基础上使用一种新的免疫治疗药物，叫PD-1抗体类药物。从PD-1抗体类药物前期的试验结果来看，效果和安全性都不错，或许能够延缓肿瘤进展，延长生存期。医生建议老郭和家人慎重考虑一下，尽快做好决定，避免耽误治疗。

回到病房，老郭和家人讨论起这件事。

他知道自己时日不多，所谓"死马当活马医"，参加试验可能得到更好的疗效，还能为将来制定新的治疗方案提供帮助。想到自己得了癌症还能为这个社会做一点贡献，这让他的生命更添了一点与众不同的意义。所以他表示同意参加。老伴向来支持他的决定，而儿子早就跟主治医生详细了解了这项临床试验，也表示支持。

此后，老郭也成了化疗科的"老熟人"。

治疗并没有想象中的那么可怕，除了最初几天食欲不如从前，他还像以前那样生活，腹痛也减轻了不少。半年以后，他迎来了自己治疗期间的一次"大考"。他以为自己一定可以交出满意的答卷，然而，检查结果却当头浇了他一盆冷水：

肺上的病灶进展了。

经过刚确诊时心理上的磨砺以及后来对癌症的正视，老郭现在已经可以及时调整自己的心理状态，他明白并非参加临床试验就一定可以治愈，既来之则安之。接下来需要更换治疗方案，主治医生再次跟他们谈了另一项肺癌二线治疗的临床试验，他这次没有任何犹豫，同意参加。

而这一次的临床试验，过程与上一次并没有什么不同，但却成了老郭生命的转机。

老郭已经记不清这是他第几次来医院了，自他确诊已经过去了2年时间，现在他的生活已经与正常人没什么不同。每次化疗后他会习惯性地来包河公园散步，这一次陪他的是已经上小学的孙女。

初夏的傍晚，医院旁的包河公园是最热闹的时候，来来往往的人群和郁郁葱葱的树木花草，把公园装点得一片生机盎然。落日的余晖把包河染成一片金黄。孙女拉着他带着留置针的手，走在横跨包河的拱桥上，这时候大钟楼响了，孙女数了起来，共响了七下，然后笑着对他说："爷爷，我们该回去吃晚饭啦！"

老郭想，这可能就是人生中最美好的时刻了吧。

（王刚　钱小军）

小知识

什么是疾病进展?

以整个肿瘤治疗过程中所有测量的目标病灶直径之和中的最小值作为参考值,目标病灶直径之和超过参考值的20%及以上,且绝对值增加达到5 mm及以上,或出现一个及以上的新病灶,且在病灶体积增长或数量增加前未达到完全缓解及部分缓解的患者,被视为疾病进展。疾病进展的患者需要更换治疗方案。

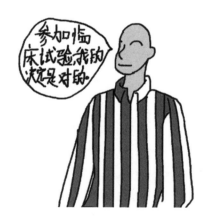

参加药物临床试验，老胡说 自己还是挺幸运的

老胡，男，70岁，退休10年了。退休后，他每天生活得快快乐乐。

2020年春节前1个月，老胡开始出现上腹部不适，呈间断性发作。最初，老胡没有把它当回事，但疫情期间，老胡的上腹部不适开始加重。由于疫情影响，出门不方便，自己也担心新冠病毒感染，一直拖着没有就诊。直到2020年6月，因腹痛持续加重，老胡才去医院行胃镜检查。很不幸的是，胃镜显示老胡得了贲门肿瘤（贲门是胃部的一部分）。进一步行胸部＋全腹部CT检查，结果显示，胃底贲门处胃壁增厚，周围多发肿大淋巴结，考虑胃癌合并淋巴结转移，伴有肝右叶、两肺等多处脏器转移可能。当地医院组织多学科会诊，考虑为（食管贲门）低分化癌，病理学诊断考虑为低分化鳞状细胞癌。

医生告诉老胡，由于肿瘤发现得较晚［分期为ⅣB期（肝、肺、淋巴结）］，失去了手术治疗机会，也不适合根治性放疗，主要考虑以化疗为主的综合治疗。由于家中经济条件

一般，想到治疗要花费不少钱，老胡很着急，甚至想过放弃治疗。当地医生了解到省人民医院有免费的药物临床试验，建议老胡转诊。

于是，老胡抱着希望来到了省人民医院肿瘤科，医生王主任就药物临床试验与老胡及其家属进行了详细沟通和交流。在与老胡及其家人的谈话中，王主任告诉老胡，可能进入对照组，问老胡是否有顾虑？老胡在了解到对照组也是当前的标准治疗时，告诉王主任，他很放心。

很快，老胡签署了知情同意书。

老胡参加的临床试验是一项胃癌一线治疗的临床试验。该试验方案为PD-1单抗类药物或安慰剂联合奥沙利铂及卡培他滨一线治疗不可切除的局部晚期、复发性或转移性胃及胃食管交界处腺癌的有效性和安全性的随机、双盲、多中心、Ⅲ期研究的临床试验。

经过严格的筛查后，老胡成功入组，后于2020年7月开始接受试验用药物治疗。老胡顺利地接受了6个周期的治疗，其中，在第2个、第4个周期治疗后复查CT，进行疗效评估，结果均显示疾病稳定。很遗憾，2020年12月再行CT检查评估时，显示疾病进展。随后，研究者告知老胡已经不适合该治疗方案，需从该项临床试验中退出，也就是"出组"。

　　听到这个结果，老胡和家人的心情均很沮丧。当天晚上，一家人聚在一起，聊了很长时间，共同协商后，老胡决定再次来省人民医院，看看是否还能参加其他试验。王主任得知老胡的情况，积极与另外一家申办方沟通，推荐老胡筛查另一项药物临床试验（一项胃癌的二线临床试验）。

　　由于第二项临床试验的入选和排出标准较为复杂，王主任再次向老胡详细介绍了试验药物的研究情况，告知患者试验药物最新的安全性信息，包括参加研究的风险信息和增加对出血风险的防范措施，并告知出血风险可能是无法预测的。交谈期间，王主任回答了老胡及家人提出的关于药物安全性、受益和风险等相关问题。老胡及家人在对该项药物临床试验充分了解后，同意参加该项药物临床试验。

　　随后，老胡于2020年12月开始了第二项临床试验，试验过程中，出现了Ⅳ级中性粒细胞减少（中性粒细胞小于0.5×10^9/L），还出现过四肢指端麻木、双下肢稍水肿、膝关节酸胀感、咳嗽咳痰、食欲下降等轻度不良反应。但老胡一点也不紧张，他相信这次自己的运气一定很好。4个周期治疗后复查，结果显示老胡的肿瘤病灶明显缩小。

　　近期，老胡再次入院，进行第5个周期的治疗。老胡心情不错，直言自己运气好，吃得好、睡得好、身体棒棒的。

　　与王主任交流时，老胡谈到，当初知道自己得了晚期肿瘤时，真的非常绝望。想到自己哥哥50岁确诊为食管癌，姐姐68岁确诊为食管癌，而自己70岁确诊为贲门癌，家中多位亲人得恶性肿瘤，还是很可怕的。再者，近几年来，又亲身经历许多晚期肿瘤病友的逝世，自己的压力很大。幸好有药物临床试验，自己获得了这个机会，也很感谢爱人和孩子对他参加临床试验的支持。

老胡开玩笑说，自己平时生活低调朴素，勤勤恳恳工作了一辈子，直至退休。也许正是这几十年的辛勤努力，回报给了他这份幸运。

我们问老胡，为什么毫不犹豫地选择参加药物临床试验？

老胡说，他认为药物临床试验都是正规的治疗，他未得恶性肿瘤时，就听说过药物临床试验，非常支持，也愿意为医疗事业的发展贡献自己的一份力量。

我们又问，第一项临床试验对他的疗效并不好，为什么还有勇气选择参加第二项临床试验呢？

老胡告诉医生，他也曾担心第二项试验对他无效。但对他而言，这是一个很难得的治疗机会。再者，他在第一项药物临床试验中未出现明显的不良反应，这对他参加第二项临床试验提供了信心。

我们再问老胡，能否评价一下药物临床试验？

老胡说："我认为它是好的。但药物临床试验这个东西，如果疗效好，患者对它的评价就好；疗效不好，有可能会影响患者对药物临床试验的评价的。"所以他希望通过自己的亲身经历告诉其他病友，不要盲目听从身边朋友的评价，一定要多与医生沟通了解，如果有适合的临床试验，要尽可能参加。

最后，我们的医生打趣地问老胡，若有第三项药物临床试验是否还愿意参加？

老胡笑着点点头，肯定参加！

一晃一年多过去了，老胡仍在第二项药物临床试验中，他的治疗仍在继续。

老胡的故事告诉我们，并非所有的药物临床试验一定会有好的疗效，也许是该药不太适合当前病情，此时患者不要沮丧，若有机会参加其他药物临床试验，也应该积极尝试。

（王蓉　吴菁）

小知识

为什么可以连续参加多项药物临床试验？

在肿瘤的治疗过程中，大多数患者在疾病的某个阶段，可能会出现肿瘤复发或疾病进展。若患者正在参加一项药物临床试验，但不久后出现肿瘤疾病进展，该患者会从该试验中退出。此时，若恰巧有另一项药物临床试验适合该患者，该患者可以参加这一项药物临床试验。也就是，该患者连续参加了两项药物临床试验。

当然，如有机会，患者也可以连续参加三项药物临床试验。

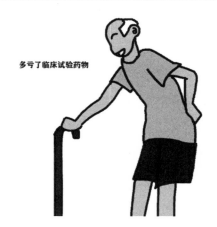

多亏了临床试验药物

—— 曾经的经历有利于他参加药物试验 ——

今天，病房里来了一位身份"特殊"的患者，我们叫他老王。

老王之所以特殊，是因为他是一位光荣的退伍军人。

2021年3月。74岁的老王被确诊为食管癌（Ⅳ期），病理诊断为（距门齿16cm）鳞状细胞癌。PET-CT显示：食管下颈段至上胸段恶性肿瘤；病变食管旁、上纵隔、双侧锁骨区及右侧颈根部淋巴结转移；毗邻气管后壁受侵及两肺转移可能；无脑转移症状。综合病情，老王的预计生存时间可能＞3个月。

经过初筛，老王符合一项食管癌的药物临床试验。我们为老王详细介绍了药物临床试验后，老王欣然签署了知情同意书，随后入组成功，接受试验用药物联合化疗治疗，并且顺利完成了第一周期治疗。

近期，老王入院接受第二周期治疗。雷医生看到老王端坐在床上，问道："老王，最近有什么不舒服吗？"

老王挺直身子，笑了笑："雷主任，没有，一切正常！"

看到老王腰板挺直的样子，雷医生好奇地问道："老王，听说你以前当过兵？"

老王来了精神，自豪地说："雷主任，我是舟桥旅的。现在是一名退伍老兵！"

雷医生因为工作的原因，以前常与军人接触，对军人有一种特殊的感情，所以情不自禁与老王多聊了一会。雷医生问道："老王，你为什么支持参加药物临床试验？"

老王很自然地答："除了疗效肯定外，我还想积极地为医学做贡献。"

老王形容，战胜疾病，就如同打仗。在这场战斗中，不仅需要白衣天使，更需要患者的积极参与。总得有人去冒险，总得有人参加药物临床试验。奉献是军人的本色，所以他愿意做这个先锋兵，积极参加药物临床试验！

听到老王这么一说，雷医生不禁对老王肃然起敬。老王虽然退伍多年，但他这种仍想着发挥余热、为国家贡献的军人精神，值得我们尊敬。

老王对药物临床试验的支持，不仅对想要参加药物临床试验的病友们有着鼓舞士气的作用，也激励着我们医生在临床试验上尽心尽力，努力做好药物临床试验，推动肿瘤治疗的发展。

老王的故事告诉我们，肿瘤治疗就是战斗，一项药物临床试验，就类似于一场战斗！药物临床试验需要多方的支持，我们需要像老王一样无私奉献的患者。

最后，我们祝福这位老兵早日康复。

（雷开键　刘连科）

小知识

什么是预计生存时间？

预计生存时间，即预计生存期，医生根据肿瘤患者疾病状态、治疗情况和同类型疾病流行病学或其他临床证据得出的该患者可能的生存时限。在肿瘤治疗过程中，预计生存期被作为一个重要参考指标，用于确定治疗方案和评价预后。

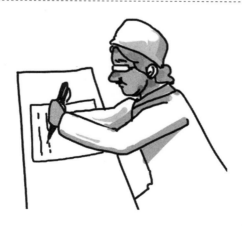

别给人生留遗憾

遇到适合自己的临床试验是需要好运气的，在现实中，有的患者为了一项适合自己的药物临床试验而等待了一年，有的患者即便是发生了一些不良反应却仍然坚持着，有的患者得知终于可以入组时喜极而泣，也有患者奔波在各地寻求治疗机会……

　　本章的几个小故事，有笑有泪，有苦有甜，但大家都在向往健康的道路上努力前进着。我们也真诚地希望，所有肿瘤患者都能抓住每一个珍惜的治疗机会，别给人生留遗憾。

—— 虽然不良事件较多，但他仍在坚持 ——

首先我们了解一下老蓝的病史。

老蓝，男，71岁，2015年确诊为胃癌，行全胃切除术，术后未行化疗。2020年9月初胃癌复发，临床分期为rTxN2M1 Ⅳ期（腹壁多发病灶）。后于2020年10月参加一项胃癌一线治疗的Ⅲ期药物临床试验，治疗方案为PD–L1单抗类药物联合标准化疗方案。于2020年10月开始给药，至2021年4月，共给予7个周期治疗。

在这7个周期的治疗中，老蓝出现了较多与化疗药物相关的不良事件。主要有：①血胆红素升高，Ⅰ～Ⅱ级；②低白蛋白血症，Ⅰ～Ⅱ级；③凝血功能异常，Ⅰ级；④主动脉关闭不全，Ⅰ级；⑤白细胞数降低，Ⅰ～Ⅱ级；⑥中性粒细胞计数降低，Ⅰ～Ⅱ级；⑦尿蛋白阳性，Ⅰ级；⑧贫血，Ⅰ～Ⅱ级；⑨血小板计数降低，Ⅰ～Ⅱ级；⑩双下肢水肿，Ⅰ级；⑪腹胀，Ⅰ级；⑫低钾血症，Ⅰ～Ⅱ级；⑬腹泻，Ⅰ级。从老蓝的不良事件来看，一半以上需要处理。

肿瘤化疗药物在不同的肿瘤患者的身上可能会出现不同

的不良反应，个体差异很大，少部分患者可能出现比较多的不良反应。不良反应分为Ⅰ~Ⅳ级，Ⅰ级不良反应常不需要处理，Ⅱ级及以上需要处理，对于Ⅱ级及以上的不良反应，需要在下一次治疗前恢复至Ⅰ级或消失，医生才可以继续给患者治疗。为防止再次发生严重的不良反应（通常为Ⅲ~Ⅳ级），医生会给患者下调用药剂量，甚至暂时停止治疗药物，极少部分患者需要终身停药。

我们将这些告知老蓝，并与他进行了交流，想了解一下，他对这些不良事件以及对药物临床试验的看法。

老蓝是一个好学的人，在参加药物临床试验之前，老蓝了解到，HER-2阴性晚期胃癌一线治疗的标准治疗是以化疗为主的综合治疗，中位生存时间约14个月。老蓝认为，中位生存时间并不理想，有必要尝试新的治疗方案。当他听到有一项药物临床试验时，老蓝认为值得尝试。老蓝也知道该试验为随机分组，自己可能分配至试验组，也可能分配至对照组，这一点也让老蓝有点犹豫，但斟酌利弊后，老蓝还是接受了药物临床试验。

老蓝笑着说，50%的概率进入试验组，这比购买彩票中奖的概率高多了。

于是，老蓝接受了治疗，在整个治疗过程中，出现了13种不良事件，相对同一试验的其他患者而言，是比较多的。

虽然未出现Ⅲ～Ⅳ级不良事件，总体上不严重，相对而言还是比较安全，但也给老蓝带来了一定的心理压力。好在研究医生、研究助手和研究护士均给予了老蓝很好的解释，并对不良事件进行了观察及相应的处理。老蓝充分了解后，对此不再有过多的顾虑。

令人欣慰的是，肿瘤评估显示总体病情稳定。病情稳定既是医生继续用药的根据，也是老蓝有信心接续接受试验药物治疗的心理支撑。

老蓝的故事告诉我们，药物临床试验带来的不良反应可能会对患者的心理产生一定的影响，甚至有可能影响患者的医学依从性。但当出现比标准治疗的中位生存时间更长的药物临床试验时，哪怕会出现不良反应，也值得尝试。

当出现不良反应时，请大家不必过分忧虑，研究者会充分评估这些不良反应，并对其进行相应的观察和处理，以保障患者的生命安全。

（张嘉　刘连科）

小知识

什么是不良事件和严重不良事件？

在药研过程中，将"出现的症状、体征变化，以及实验室异常值"，均称为不良事件（AE）。但不一定与试验用药品有因果关系。

　　严重不良事件是指受试者接受试验用药品后出现死亡、危及生命、永久或者严重的残疾或者功能丧失、受试者需要住院治疗或者延长住院时间，以及先天性异常或者出生缺陷等不良医学事件。

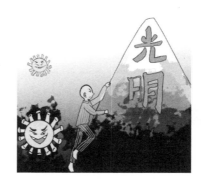

—— 药物临床试验期间，他得了胰腺炎 ——

老汪，60多岁，东北人。去年疫情期间，老汪被确诊为晚期胃癌（Ⅳ期），因不适合手术治疗，主要采用以化疗为主的综合治疗。

考虑到老汪的病情，主治医生与老汪及其家属交谈后，建议老汪参加药物临床试验。老汪当天签了知情同意书，经过严格筛查，成功入组。2020年3月，老汪顺利地接受了第一个周期的治疗，给药当天无任何不适，第二天出院，继续口服化疗药物。

出院后第5天晚上，老汪突然出现上腹痛，就诊于当地医院急诊科，确诊为急性胰腺炎，后给予积极的治疗和处理，几天后，老汪的胰腺炎得到了控制。老汪并发胰腺炎的情况及时上报为严重不良事件，经研究者评估，认为老汪的胰腺炎与化疗药物可能有关，与PD-1抑制剂（该项试验药物）可能无关。

老汪的家人得知老汪得了急性胰腺炎后，十分着急，多次咨询主治医生，胰腺炎是否会影响胃癌的治疗；胰腺炎是否与试验药物有关；胰腺炎好了，能不能继续用药；什么时候可以用药；还会不会再次发生胰腺炎等。

医生耐心地为家属解答，只要胰腺炎得到很好的控制，对胃癌的治疗影响不大；胰腺炎与PD-1抑制剂可能无关；对于何时开始胃癌治疗，需要密切关注胰腺炎的变化。

另外，家属问医生，老汪是否可以继续参加药物临床试验。医生给予的答案是肯定的，只要胰腺炎得到很好的控制，仍可以继续参加药物试验。

当老汪的家人听到这些答复后，十分高兴，感慨老汪"有救了"，并开玩笑说老汪是"大难不死，必有后福"。

经过合理的治疗，老汪的胰腺炎治愈了，经研究医生评估后，老汪可以继续参加药物临床试验。在随后的临床试验过程中，也没有出现胰腺炎复发。在给予4个周期治疗后进行肿瘤评估，CT显示肿瘤明显缩小。

老汪及家人很高兴，一家人认为，当初听医生的建议，选择参加药物临床试验是对的。

老汪的故事告诉我们，肿瘤患者治疗期间，可能会发生其他急性疾病（并发症），积极治疗急性疾病很重要。如果能在短时间内控制这些急性疾病，对恶性肿瘤的治疗影响不大。

还有很重要的一点是，在参加药物临床试验期间，患者发生任何情况和疑问，应及时与研究医生、研究助手、研究护士等沟通，这不但有利于患者的治疗，而且还有利于解除心中的疑惑，提高医学依从性。

（刘连科　王蓉）

小知识

什么是并发症？

并发症是指一种疾病在发展过程中引起另一种疾病或症状的发生，后者即为前者的并发症。或者，一种疾病在诊疗过程中，合并发生了与这种疾病有关的另一种或几种疾病。

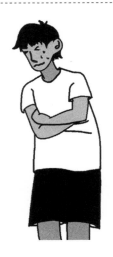

—— 为了参加药研，等了一年多，值！ ——

我们先看一看老刘的简单病史吧。

老刘，男，52岁，于2015年确诊为右腮腺腺样囊性癌，当时行手术切除，术后给予辅助放射治疗，并予以两个周期化疗。2017年11月发现肺转移，给予紫杉醇联合洛铂或卡铂化疗。2018年11月，再次出现疾病进展。随后老刘参加了一项PD-1单抗类的Ⅰ期临床试验，共接受17次药物治疗，第二年8月，CT显示疾病进展，老刘从该项药物临床试验中退出。随后，2019年9月，他又参加了第二项临床试验，在该项药物临床试验的基因检测中，由于不符合试验要求，老刘筛查失败，未能入组。

因为家中经济条件一般，老刘无法进行更好的治疗，但他一直与医生保持联系，等待新的药物临床试验出现。功夫不负有心人，2020年11月，老刘终于等到了一项新药的Ⅰ期临床试验。这一次，老刘成功入组，于12月开始给药，至今已给予8次新药，期间复查显示病灶稳定。

由于目前病情稳定，老刘很高兴，整个人精神抖擞。

老刘告诉我们，他为治疗肿瘤去了多家医院，虽然进行了积极的治疗，也参与了两次药物临床试验，但疾病还是出现了进展。他当时很着急，但不得不耐心等待新的机会。2019年底时，当获知省人民医院肿瘤科即将开展一项新型的免疫治疗药物临床试验，且非常适合他的病情，他当即决定参加。

但参加这项试验的过程也并非一帆风顺。

那时，老刘满怀希望来到医院，却被告知该项试验预计至少2个月后才能正式开始。老刘决定等待。期间他一直积极主动与医生联系，及时获取试验开展的最新消息。但由于申办方在向机构申请开展试验项目的过程中，某些环节出现了延误，2个月的时间到了，临床试验未能及时开展，这可把老刘急坏了。刘医生对老刘的肿瘤进行了评估，发现肿瘤进展缓慢，告诉老刘，可以再等等。

又2个月过去了，试验仍未能继续开展。老刘焦虑地问刘医生怎么办？刘医生告诉老刘，他的病情较稳定，有条件继续等待。医生建议老刘在常规治疗的同时，可以服用中药延缓病情，并每天坚持锻炼，保持心情愉快。

又2个月，老刘被告知试验仍无法开展时，已经心急如焚。

随后又过去了很多个"2个月"，当老刘险些心灰意冷的时候，该项目终于开始了，老刘仿佛看到了希望的曙光，立刻进行了初筛。经过一系列的检查，老刘符合条件，成功入组，终于用上了试验药物。

整个过程，老刘等了12个月。

第一次用药的当天，老刘有说有笑，终于踏踏实实地睡了个好觉。6次用药之后，老刘的肿瘤得到了很好的控制，但仍需要继续治疗。

这次，老刘又来住院了。他每次来参加试验，需要先花2小时到徐州，然后乘坐深夜两点的火车抵达南京，虽然路途遥远，但为了能得到及时的治疗，他并不后悔。

医生问及老刘，为什么如此积极参加药物临床试验？

老刘说不出什么深奥的语言，他感慨道："医生，我想活着。当时并没有针对我病情的特效药物，试验药物就是我的希望。"老刘坦诚地告诉我们，在日复一日的漫长等待中，有无数次他想过放弃，幸亏每次都有医生专业、耐心的病情评估，告知他肿瘤生长缓慢，有条件继续等待。正是这些话，成了他坚持下去的动力和支持之一。

虽然等了一年多，但试验药物让老刘的肿瘤得到了很好的控制，他十分欣慰地说："这一年的等待是值得的！"

老刘的故事告诉我们，如果病情允许，肿瘤发展缓慢，那么在常规治疗的同时，听从医生的建议，等待试验用药物是可以的。

（孙美丽　刘连科）

小知识

什么是申办方？

申办者是指负责临床试验的发起、管理和提供临床试验经费的个人、组织或者机构。

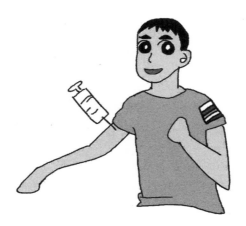

— 她终于等到了想参加的药物临床试验 —

甘女士第一次来到我们科室时，虽然病历显示她已40岁，但岁月并未在她脸上留下过多的痕迹。甘女士的先生牵着她的手，笑着说，小甘还和年轻时一样漂亮。

大家酸倒了牙，也跟着打趣叫她"小甘"，于是这个可爱的称呼便在科室中传开了。

可惜小甘的故事却不像她的名字一样甜美。

2018年年初，小甘被确诊为肝癌，随后进行了肝癌切除术，术后病理显示：（右半肝）肝细胞性肝癌，肿块大于15cm（巨块型）。虽然进行了手术切除，到了2018年6月，小甘还是出现了肿瘤复发。随后进行了肝动脉化疗栓塞术，接着行肝癌微波消融术，又行无水酒精注射治疗。

2020年9月，小甘被确诊为肺转移。由于小甘没有经济能力购买进口的靶向治疗药，起初她想参加一项PD-1单抗类药物联合一种靶向治疗药物的临床试验，但当时小甘的HBV-DNA（一项乙肝检测指标）很高，不符合入组要求，故未能参加。

在医生的建议下，小甘参加了省人民医院的一项中药提取物的Ⅲ期临床试验。口服试验用药物2个周期（共6周）后，小甘的甲胎蛋白（AFP）下降比较明显；但4个周期（12周）后，AFP开始持续升高，同时病灶增大。这代表小甘的疾病出现进展。

小甘和她的先生再次来到门诊求助，主治医生建议小甘再参加一项新的Ⅲ期临床试验，试验用药物同样为一种PD-1单抗类药物联合一种多靶点的靶向治疗药物（一种TKI类药物）。初筛后，研究者发现，由于小甘用的上一个临床试验的口服药物需要28天的洗脱期，她暂时无法入组。这下子可把小甘夫妻急坏了，而且在这时候小甘的上腹部疼痛较前明显，小甘十分担心自己撑不过洗脱期。主治医生对小甘的病情仔细进行了评估，认为小甘在洗脱期的病情变化不会很大，建议小甘等待。小甘听从医生的建议，洗脱期与医生保持联系，以便于医生能及时了解她的病情变化。

经过近4周的煎熬，小甘终于成功入组，很快完成了试验用药之前的PD-L1检测，且成功用药。初次用药后，小甘没有出现任何不良反应。

小甘后来回忆，当得知终于可以参加一项药物试验，且该试验与她最初想参加的试验药物相似的时候，自己十分激动。当天晚上回到家中，小甘抱着她的先生哭着说，自己终于等到了想要参加的药物临床试验。她高兴得一夜没有睡好。

　　小甘还高兴地告诉医生，她相信这次好运气会降到自己的身上。

　　小甘的故事告诉我们，经医生严格评估后，医生认为可以等待药物临床试验的，最好坚持等待，同时注意与医生或医生的助手时刻保持联系。

（邵茜雯　李萍）

小知识

　　什么是洗脱期？

　　洗脱期是指为了排除参加试验前服用的某一种或某些药物对临床试验药物的干扰，需要停止应用这些药物一段时间后（这些药物在整个临床试验期间不能使用），才可以开始药物试验，这段时间称为洗脱期。洗脱期根据药物的不同（特别是半衰期的不同）和试验要求的不同而有所变化。

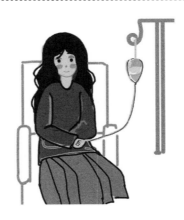

多听多看多理解

一提起药物临床试验，许多人就会联想到"小白鼠"，认为自己就是试验品。受到这种错误认知的影响，许多患者会感到害怕和忧虑，继而拒绝药物临床试验。其实任何药物临床试验的开展，都是经过了严格、正规的研究的，并且都需要获得国家有关部门的批准，整个治疗过程规范、标准，是可以放心参加的。

　　希望通过本章的几个故事，能够让大家更了解药物临床试验，有机会时多参与相关的科普宣教活动，让误解少一分，理解多一分。

—— 药物临床试验是不是正规的治疗? ——

2年前，老李因晚期肺癌而参加了一项药物临床试验，经过2年的治疗后，近期出现疾病进展，不得不退出了临床试验。

虽然临床试验用药物以及相关检查是免费的，但是由于许多试验药物需要住院给药，肿瘤患者或多或少会产生一些自费费用。对于这些费用，部分患者仍希望能得到医保的报销。老李在2年的住院治疗中，自费约6000元。与整个试验的花费相比，这些金额可能算不上什么，但对于老李的经济条件来说，负担还是有些重。老李希望当地的医保部门能报销这些费用。

当老李去当地医保部门报销这部分费用的时候，当地医保部门一位工作人员因不了解情况，以为药物临床试验不是正规的治疗，因此无法报销。但是老李深切地知道自己得到的是很正规的治疗，并不认同工作人员的说法，因此与工作人员起了争执。

所以药物临床试验是不是正规的治疗?

答案是肯定的，药物临床试验肯定是正规的、科学的，是符合伦理要求的治疗。请大家记住，所有在医院开展的药物临床试验均已得到国家有关部门的批准，得到相应的伦理委员会的批准，都是正规的。

那么药物临床试验的"正规"体现在哪里？

一种新的药物要想获得上市的资格，必须经过严格的临床试验验证，只有证明有效后，才有可能获得上市资格。这种药物要想在人体开展临床试验，必须经过严格而又充分的研究和探讨，既要证明这种药物有效，又要证明毒性可控制，这种研究叫做"临床前研究"。完成"临床前研究"后，才有可能开展人体临床试验。

一种药物首次用于人体试验时，给药剂量不是随随便便就确定的。这种药物首次用于人体的最初剂量，是经过严格科学计算而得出的，是有严格科学依据的。接受这种药物的第一例受试者，必须经过严格的医学观察。只有在第一例受试者证实安全后，才有可能进行第二例受试者试验，依次类推，直到得到合适的临床推荐剂量。最后，以该合适的临床推荐剂量，进一步扩大样本量进行验证，来验证该药物是否有效。

在药物临床试验中，给予受试者治疗的药物，必须按着按照严格的标准操作规程（SOP）进行，研究者不得随意改变给药剂量、给药方案、给药程序，整个给药过程规范、标准。

还有，很重要的一点是，参加药物临床试验的受试者的检查，包括常规检查、疗效评价检查，均是严格按照规定的时间进行。对临床试验受试者的观察和随访，也需要仔细且认真，并进行详细的记录。这要求研究者更具责任心。

因此，"药物临床试验是不正规的治疗"这种认识是错误的，这主要是由于人们对药物临床试验不了解，也与大众接受的医学科普教育不足有关。

某些医生竟然也认为药物临床试验是不规范的？

曾经一位患者告诉我们，他就诊过的一位基层医院的医生认为临床试验风险较高，因此并不认可药物临床试验。我们经过了解，惊讶地发现不少基层医生因为从未接触过药物临床试验，对临床试验一知半解，故而常常也会发生这种误解。事实上，国内Ⅲ期临床试验的风险与常规治疗相似，是可以放心参加的。当然，我们不排除个别抗肿瘤药物在临床试验中存在高风险，但只要严格按照试验要求进行，风险都是可控的。

老李把这件事当作玩笑告诉主治医生。医生问老李，当听到工作人员的话有什么想法？老李说，他当时没有多想什么，他知道自己治疗有效，一切治疗和检查手段都是合法合规的，他相信医院、相信医生。并不是所有人都了解药物临床试验，即使是医保工作人员，也会有不了解情况的时候，误会哪里都有，只要及时解开，就是好的。

老李的故事告诉我们，药物临床试验都是规范的、正规的。这也启发我们，对药物临床试验有误解的人还有很多，对药物临床试验的科普和宣传工作仍然任重而道远，作为研究人员，我们会加大科普力度，让误解少一点，理解多一分。

（吴菁　鲁智豪）

小知识

什么是临床前研究？

临床前研究是指药物进入临床研究之前所进行的研究，包括：①药物合成工艺、提取方法、理化性质及纯度、剂型选择、制备工艺、检验方法、质量指标、稳定性等特性研究，这些研究主要在体外开展。②药效学、药代动力学和毒理学研究以及药剂学的研究，这些研究主要在细胞水平和动物体内开展。

药物临床试验，我参与，我奉献，我收获！

一提起药物临床试验，许多人就会联想到"小白鼠"，认为自己就是试验品。究竟是不是这样呢，让我们来听听李叔叔参加临床试验的故事吧。

李叔叔家在一个偏远山村，62岁，五保户，膝下无子，家境贫寒，因确诊肺癌晚期需要进一步治疗而到我院就诊。

主管医生熊医生查房时，李叔叔愁眉苦脸地说："医生，我这是肺癌晚期，用了很多钱，现在我没钱了，都是我的兄弟姐妹出钱带我来治病。你看看，能医就医，不能医就算了，给我用便宜的药，我现在连吃饭都成问题了。"

熊医生耐心地说："李叔叔，您一个人年纪那么大了，挣钱不容易，我们会好好考虑的，争取花最少的钱，用最适合您的治疗方法。现在我们科室有一项药物临床试验，根据您的检查结果看，初步符合参加该项目。如果参加了这项临床试验，您使用的药物由临床试验申办方提供，在治疗期间，相应的检查费用也由临床试验申办方报销。在临床试验过程中，可能需要抽少量的血液用于检查，治疗结束后需要定期来复查。申办方还会给您相应的交通、营养等补助。由于您的经济情况不好，您的病情又刚好符合，您是否考虑一下？"

"想拿我做试验啊？我宁愿死了，也不要当你们的试验品！"李叔叔一脸不屑的表情。

熊医生耐心地解释："李叔叔，我们这个试验是Ⅲ期临床研究，是很安全的，如果效果好，Ⅲ期临床试验结束后，这个药物就可能上市了。对于我们肿瘤患者的药物临床试验，我们是在确保您标准治疗的基础上，再增加这种试验用药物。打个比方，就像您每天吃饭一样，饭菜是必须的，让您再参加一项抽奖，如果抽到试验组，就再给您加汤，如果抽到对照组，就没有汤。不参加临床试验，您的饭菜都要自己出钱，如果您参加了药物临床试验，不管您分到哪个组，您的饭菜是一样的，而且还是免费的。参加药物临床试验，只要与该研究相关的检查费、药费等都免费的。"

李叔叔听到熊医生的话后，瞪大眼睛问道："有你说得那么好啊，你们拿我做试验，万一我有个三长两短怎么办？"

熊医生笑了笑，说道："李叔叔，您放心，用药中如果发生不良反应，我们都会给予关注，会尽最大努力保障您的安全。国家相关部门也会监管我们的试验呢。"

熊医生继续补充："在整个治疗过程中，如果您不想参加临床研究了，您随时可以无条件地退出，而且不用赔钱。"

李叔叔半信半疑地望着熊医生："反正我没钱，死马当活马医，就信你们一回，反正命都交给你们了。"

接下来，熊医生详细地给李叔叔讲解了该项临床试验，有哪些获益和风险，以及相关的注意事项等。李叔叔听了熊医生的讲解之后，渐渐明白了一些。最终，李叔叔同意参加该项药物临床试验，并承诺会积极配合治疗。

在经过各项检查后，李叔叔成功入组，参加了一项"PD-1单抗类药物联合培美曲塞/铂类用于 *EGFR* 敏感突变、EGFR-TKI治疗失败的晚期非小细胞肺癌受试者的随机、双盲、安慰剂对照、多中心Ⅲ期临床研究"。由于李叔叔的家庭原因，每次他都是独自一人来住院。我们医护人员会给他准备好各种检查单，陪同叔叔检查。在整个治疗过程中，医生、护士、临床协调员都很关心他，给他提供各种便利。

由于申办方免费提供了相关检查、药品费用，李叔叔靠自己完全能支付剩下的医疗费用。他顺利完成4个周期化疗，和2个周期的单药维持治疗，目前正在随访期。

一天，在医院大厅内，熊医生正巧碰见研究护士陪同李叔叔抽血复查，便笑着说："李叔叔，恢复不错哦，又来复查啦！"

"嗯，我治疗状况好着呢，多亏你们这里有临床试验，要不然我可能都进土了。你们这里的医护人员都特别好，什么事情都帮我安排得好好的，要不然我一个人连回家的路都找不到。回到家后，你们还经常打电话问我的情况。现在政策真是好了，给我医病，还有各项免费检查，我都不敢相信这是真的！"李叔叔幽默地说。

熊医生高兴道："李叔叔，只要您满意就好。您不但把病治了，还为我们的医学进步贡献了自己的力量，您还是个大英雄呢！"

李叔叔说："主要是我们这些乡下人对药物临床试验不了解，现在知道是怎么回事了。下次还有适合我这病的临床试验记得通知我，我还要参加。"

熊医生点点头："一定通知您，李叔叔，您就是我们的英雄，病员中的楷模。记得下次按时来医院复查哦。"

李叔叔感叹道："希望这种临床研究多多开展，为更多的老百姓服务。"

读了李叔叔的故事，您还觉得您是"小白鼠"吗？若您也想为医学事业贡献一份力量，请您和朋友们多多关注药物临床试验吧！

李叔叔的故事告诉我们，药物临床试验受试者并非"小白鼠"。因此大家不要一味否定药物临床试验，先耐心听一听医生的解释，也许会有意想不到的收获。

（熊永祥　雷开键）

小知识

如何保障受试者的权益和安全?

受试者的权益和安全是考虑的首要因素，优先于对科学和社会的获益。伦理审查与知情同意是保障受试者权益的重要措施。伦理委员会的职责是保护受试者的权益和安全。研究者是受试者权益和安全负责试验现场的负责人。

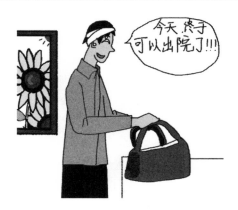

── 真正了解药物临床试验的"知识分子"──

首先我们介绍一下栾女士的病史。

栾女士，女，47岁，2016年11月行右乳肿块穿刺活检术，病理显示：(肿块穿刺物)乳腺浸润性导管癌，脉管内未见明显癌栓，其中可见少量高级别导管原位癌成分。免疫组织化学染色显示Her-2(3+)。根据患者病情，先行新辅助化疗，再联合曲妥珠单抗(赫赛汀)靶向治疗，随后给予手术切除。术后予放疗、枸橼酸托瑞米芬片(法乐通)联合醋酸戈舍瑞林缓释植入剂(诺雷得)内分泌治疗抑制卵巢功能、曲妥珠单抗(赫赛汀)靶向治疗。不幸的是，2017年10月发现肝脏转移。

2017年10月栾女士了参加一项治疗乳腺癌的Ⅲ期药物临床试验，该试验要求患者为Her-2阳性转移性乳腺癌或局部晚期乳腺癌，并且既往接受过曲妥珠单抗和紫杉烷类药物治疗。栾女士自2017年10月开始接受试验药物治疗，至2021年3月，共接受58次治疗。目前病情稳定，后续治疗仍将继续。

最初主治医生谈到药物临床试验的时候，栾女士很快表示愿意参加，她很支持药物临床试验。且栾女士的治疗持续了42个月，期间未出现一次方案违背。这让我们很惊讶，因为现实中，许多人并不理解药物临床试验，即便是不少"知识分子"，也对药物临床试验存在疑虑，更不提保持如此高的依从性。

我们与栾女士交流后，发现这得益于她对药物临床试验的了解。

栾女士说，她认为药物临床试验是一项严肃认真的科学工作。她了解到，药物临床试验项目和开展临床试验的单位都必须获得过国家的认可、伦理委员会的同意，开展临床试验的研究人员必须获得资格证书、药物临床试验管理规范（GCP）证书等，且具有一定的专业临床知识，并且要求主要研究者必须具有丰富的医学知识和临床经验。

其次，栾女士平时不仅认真阅读了乳腺癌相关知识，还对试验药物、试验分期、临床试验如何开展等药物临床试验相关治疗进行了自我学习，认识到医学依从性对临床试验的价值和意义。所以在治疗过程中，她积极配合医生和相关研究人员，严格遵守试验方案要求，在家服药期间，也做好详细记录，并及时提供给医生。

如今病情稳定了，栾女士更加坚定要做个"知识分子"，多学习，多了解，与医护人员携手共同抗击病魔。

栾女士的故事告诉我们，对药物临床试验本质的认识和理解，有助于提高药物临床试验的质量，有助于提高医学依从性。

（李薇　刘连科）

小知识

什么是医学依从性？

医学依从性是指患者（或健康人）执行所给医疗措施的客观行为的程度，或者说执行医嘱的程度。在药物临床试验中，受试者（患者或健康人）的依从性越好，所得结果的说服力就越强；受试者的依从性越差，所得结果的可信度就越差。

临床试验也要求临床试验参与各方遵守与临床试验有关的要求、GCP规范和相关法律法规。

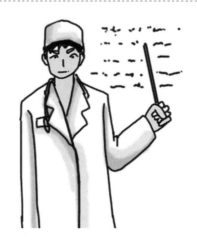

—— 子女很支持她参加药物临床试验 ——

　　王阿姨，女，75岁，2016年9月发现右乳肿块，后确诊为晚期乳腺癌（Ⅳ期）。乳腺穿刺病理：（右乳穿刺）浸润性癌。肿瘤细胞ER（异质性表达），局灶 > 50%（++），PR（-），Her-2（+++），Ki-67（> 25%+），CK5/6（-）。

　　主治医生李医生认真了解了王阿姨的病史，并给王阿姨做了详细的体检后，建议老人参加一项名为"比较帕妥珠单抗+曲妥珠单抗+多西他赛与安慰剂+曲妥珠单抗+多西他赛治疗之前未针对转移性疾病进行过治疗的Her-2阳性转移性乳腺癌疗效和安全性的Ⅲ期、随机化、双盲、安慰剂对照"的临床试验。

　　王阿姨的子女就有关药物临床试验的问题，详细地询问李医生，医生均一一解答，其子女充分了解后，很快达成了一致，都同意老人参加药物临床试验。王阿姨一向听从子女的话，也同意参加。很快，2016年12月，王阿姨签署了知情同意书，进入筛查，经评估后符合条件，成功入组药物临床试验。

在整个用药过程中，王阿姨都很配合。

4个周期治疗后，肿瘤评估为"完全缓解"，也就是王阿姨的肿瘤"消失"了。王阿姨及其子女都很高兴，都很认可药物临床试验。随后，王阿姨一直维持试验用药物治疗至今。

后来，王阿姨告诉我们，当初她其实是不太理解药物临床试验的，但看到子女们很高兴，她不愿让孩子们失望，才抱着试一试的态度参加了试验。现在治疗结果证明了孩子们的决定是正确的，她对药物临床试验很满意。如今，她是发自内心地支持药物临床试验。

而且在整个治疗过程中，孩子们给了她无微不至的关怀。王阿姨在家中也时常与子女分享试验过程中的小趣事，感到家庭关系更加和谐了。

如今每次谈起参加药物临床试验的事情，王阿姨都笑着说："多亏了孩子们当初的决定！"

王阿姨的故事告诉我们，肿瘤患者参加药物临床试验，离不开家人的理解和大力支持。

（李薇　张嘉）

小知识

什么是知情同意？

知情同意是指受试者（患者或健康人）被告知可影响其做出参加临床试验决定的各方面情况后，自己确认同意，并自愿参加临床试验的过程。该过程应当以书面的、签署姓名和日期的知情同意书作为文件证明。

知情同意书采用受试者能够理解的文字和语言，使受试者能够"充分理解""自主选择"。要求知情同意书必须符合"完全告知"的原则。

—————— 他退出了病友微信群 ——————

老吴，男，65岁，2016年得了食管癌，当时给予手术切除，术后给予化疗。

老吴心思敏感，得知自己的疾病有较高的复发风险后，每天提心吊胆，每次复查前后听到医生告诉他没有复发，老吴就高兴得不得了，像个孩子似的。

老吴回忆到，刚得病时，为了能获得更多的治疗建议、分享治疗过程，老吴一口气加了好几个病友微信群，也结识了一些病友。但随着时间的流逝，许多病友先后去世了。这些病友有很熟悉的、有不太熟悉的、有的甚至只是记住了名字，但是每走一位病友，老吴心中就一片凄凉，晚上常常噩梦，担心自己的疾病也会加重。病友群不仅没有为老吴带来更好的治疗建议，反而带来了一些负面的影响。

三年来，病友群的老病友离开了很多。老吴既感到庆幸，又忧虑疾病会复发，经常患得患失。老吴的家人发现了不好的苗头，建议老吴退出病友群。但老吴总是忍不住想要了解病友们的情况。

2019年，老吴的食管癌还是复发了，主治医生建议老吴参加药物临床试验。

老吴与群内病友交流后，很多病友反对老吴参加药物临床试验，有的病友甚至直言道，医生没有好的治疗方法了才让你参加药物临床试验的，甚至有病友认为药物临床试验非常恐怖，将其形容成是"送命的事情"。更有病友关心则乱，给出了许多乱七八糟的治疗建议。这些错误的信息差点导致老吴拒绝药物临床试验。

后来，老吴静下心来，听从家人的意见，决定与主治医生好好交流一下。主治医生给老吴看了类似新药的国内外研究资料，也让他接触了一些正在参加药物临床试验的患者。通过这些，老吴认识到，他的许多病友对药物临床试验存在明显的偏见，许多认知甚至是完全错误的。老吴决定听医生的建议，认真对待药物临床试验，认真对待自己的治疗。

最后，老吴顺利入组，2个周期治疗后，肿瘤缩小了。老吴庆幸自己没听病友的话，也庆幸自己遇到了一位为他耐心讲解药物临床试验的经验丰富的好医生。

在参加试验期间，老吴认识了一些新病友，大家对药物临床试验均持积极的态度，每天互相鼓励。老吴在新病友们的鼓励下，每天保持着好心情，积极接受治疗，逐渐淡出了病友群。

老吴的故事并不是个例。

病友群原本是为了给病友们提供一个沟通分享的平台，以便及时获得疾病治疗的最新消息，彼此激励，共同努力，出发点是好的。但如今许多病友群广告纷飞，不少患者因为不了解疾病，而错误宣传了不科学的治疗思想，严重影响了病友群的作用。

老吴的故事告诉我们，不是所有的病友群都能给患者带来想要的帮助。加入病友群时应有所辨别，不能盲目听从病友们的建议，对于疾病中的困惑，应多与医生沟通解决。

（雷开键　熊永祥）

小知识

参加药物临床试验是一件恐怖的事情吗？

答案是否定的。某些健康人或患者由于在参加药物临床试验前的经历不同，会影响他对药物临床试验的认识。若受到错误的影响，认为自己就是小白鼠，把临床试验形容成一件"恐怖"的事情。这种认识肯定是不对的。因此，对于药物临床试验，无需"谈虎色变"。

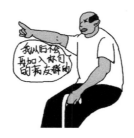

—— 她被随机到了临床试验的对照组 ——

得了晚期恶性肿瘤，对谁来说，都是不幸的。当治疗效果不佳时更令人抓狂。许多患者有机会参加药物临床试验，这其实算是挺幸运的了。

由于大多数药物临床试验特别是Ⅲ期药物临床试验，会采用试验组和对照组进行对比研究。大多数参加临床试验的患者希望进入试验组，但总要有患者进入对照组。由于采用随机分配原则，在双盲的药物临床试验中，医生和患者都不可能知道患者被分配至试验组还是对照组。只有少部分开放性试验中，随机分配之后，医生才可以知道患者进入了哪组。

由于临床试验有对照组，常导致一些有意向参加药物临床试验的患者或家属，一听到有可能分配至对照组，就放弃了参加药物临床试验。

我们的一位患者，李女士，她对药物临床试验的试验组和对照组的理解，也许对各位想参加药物临床试验的病友们有所帮助。这位李女士，朋友们对她的评价是"聪明机灵、口齿伶俐、貌美如花"，是个十分乐观开朗的人。

　　不久前，李女士被确诊为晚期卵巢恶性肿瘤。由于标准化疗后出现疾病进展，于是李女士在医生的建议下，参加了一项开放性的Ⅲ期药物临床试验，被随机分配到对照组。许多患者被分配至对照组后，心中难免忐忑不安，而李女士却很平静，一直认认真真地对待治疗。

　　我们对此感到惊讶，便采访了一下李女士，为何在得知自己被分配到对照组时还能如此平静？

　　李女士笑着告诉我们，理由很简单，对照组也是临床认可的药物治疗。进入对照组，与不参加药物临床试验所用的治疗药物基本相似，疗效也不会相差太大。而且试验组的药物并不是万能灵药，它对病情也许会有效，也有可能并不适合自己，导致治疗效果并不理想。因此，既来之则安之，无论被分配到哪个组，都不需要过度纠结。

　　李女士根据自身经验体会到，参加药物临床试验的好处很多，即便是被分配到对照组，也是利明显大于弊，希望各位病友有机会的话，可以好好考虑一下药物临床试验。她告诉医生，若还有适合自己的药物临床试验，她肯定选择参加。

　　李女士的故事告诉我们，参加药物临床试验时，对于是分配至试验组还是对照组，不需要纠结，对照组也是临床认可的药物治疗。

（孙美丽　邵茜雯）

小知识

什么是试验组和对照组?

试验组是指接受试验用药物的那一组,而对照组是指接受对照药品的那一组。在实际工作中,对照组可能是安慰剂(这种试验很少了,特别是Ⅲ期药物临床试验),可能是标准治疗药物的基础上添加安慰剂,可能是相似的同类药物,也可能是不同的药物。但不论如何,对照组的治疗药物或方法均是目前临床上标准或推荐的方案和方法。

— 他十分关注自己疾病诊治过程中的细节 —

孙先生是一位知识丰富，且十分注重细节的人，无论是工作还是生活，他都能安排得井井有条，这个习惯也对他的治疗产生了影响。

让我们一起了解一下孙先生的故事吧！

孙先生，55岁，2018年5月行直肠癌根治术，9月胸腹部CT显示两肺转移。同年10月，主治医生评估孙先生的病情后，建议他参加一项药物临床试验。

当医生向孙先生介绍药物临床试验的时候，孙先生提出了很多"刁钻"的问题，让医护人员一度以为，他可能并不想参加药物临床试验。其实不然，孙先生如此较真，只是因为从未接触过药物临床试验，希望从各方面来了解临床试验内容。在签知情同意书之前，孙先生又询问了一些他比较关注的问题，比如何时给药、给药顺序是什么、用药期间有什么注意事项、会出现哪些不良反应、出现不良反应如何处理、生活上有什么忌口等。医生也耐心为孙先生进行了解答。

签过知情同意书后，孙先生身边多了个本子，用于记录自己治疗前后的点点滴滴。比如何时住院、几点用药、何时做检查，以提醒自己不要忘记。回家后，孙先生也会详细记录自己口服药物的用药时间、出现的任何不良反应、自我监测数据等。他还会把每次的检查结果整理好，做成表格，以便下次就诊时医生能够一目了然。

孙先生用药不久后，即获得部分缓解（PR），也就是说肿瘤明显缩小，后给予贝伐珠单抗类似物联合卡培他滨维持治疗。在第7个治疗周期后，孙先生出现手足综合征（一种与药物卡培他滨相关的手足表现），随着卡培他滨用药时间的延长，症状一直持续。虽然研究人员一直按照试验标准进行治疗，并劝慰孙先生要有耐心，治疗是需要时间的，但孙先生仍然十分焦虑。这时，朋友为他介绍了一种药物，孙先生一时心急，便自作主张开始使用。

孙先生知道不能未经医生允许胡乱用药，而且，在试验药物外自己擅自用药是不符合试验规定的。孙先生决定"坦白从宽"，将自己用药后的每一个细节都告诉了医生。所幸该药物的疗效不错，也并不影响试验药物，一段时间后，孙先生的皮肤溃疡基本愈合了。经医生讨论，孙先生可以继续使用这种药物。

通过这件事，研究者也完善了对这种不良反应的治疗方案。

总体上来说，孙先生作为一位药物临床试验的受试者，依从性一直很好。无论是检查、治疗，还是用药后记录等方面，均认认真真，注重每一个细节。孙先生擅自用药的行为固然不对，但他并未隐瞒，而是把所用的药物，以及用药后表现都详细记录了下来，并如实地与研究者沟通，让医生能够及时调整用药，不至于对试验产生影响。这一点还是值得所有患者学习。

孙先生的故事告诉我们，关注自己疾病诊疗过程中的细节，尤其是院外用药细节、自我监测数据（如血压、血糖、睡眠状况等），并作详细记录，这对药物临床试验是十分有价值的，有利于研究者回顾患者病情、调整方案，值得参加药物临床试验的患者学习。

（王育生　成翔宇）

听医生的话

在药物临床试验的过程中，有时候不止需要患者本人的努力，还需要家属的配合。而患者及家属是否相信医生、相信医院，以及患者对执行医嘱的依从性的高低，往往影响着最终的治疗效果。

"听医生的话"，大多数情况下是对的。与医护人员积极配合，信任医生，保持良好的医学依从性，有利于取得好的疗效。

—— 参加药物临床试验，他太听话了 ——

老何参加药物临床试验的整个过程中，用一句话形容他，那就是"他太听话了"！

我们先了解一下老何的病情。

老何，男，63岁，2019年6月因上腹部不适，行胃镜和CT等检查后被确诊为晚期胃癌伴淋巴结、骨转移（Ⅳ期）。随后，老何参加了一项晚期胃癌一线治疗的药物临床试验，试验用药物为一种免疫治疗药物，即PD-1抑制剂（一种抗PD-1单抗类药物）。该试验研究方案为试验用药物／安慰剂联合标准化疗。给予6个周期治疗后，我们对老何的肿瘤进行了疗效评估，CT检查显示胃部病灶、淋巴结都明显缩小，医学专用名词为部分缓解（PR）。后一直持续给药，直至2021年4月，共给予22个周期治疗。第22次给药后，CT检查未提示有可见病灶。

在整个病程中，老何出现了轻度的手掌远端及膝关节远端麻木、脚麻木，下肢动作僵硬，步行稍困难，两眼受外界刺激后易流泪等不良事件。由于均为Ⅰ级不良事件，无需特殊处理。余无其他的特殊不适。

治疗快2年了，老何乐呵呵的心态，让医护人员都很喜欢与老何聊天。

这次，老何又笑眯眯地来住院了。当天下午，刘医生来查房，看到老何，笑了笑问："老何，有什么不舒服吗？"

老何笑着答："刘医生，我很好。"

刘医生继续说道："老何，等您这次CT结果出来后，我们再决定您的治疗。从您的表现来看，您的治疗很有效，上次CT检查显示病灶都没了。"

老何近半年来的CT检查，均没有发现可见病灶（也就是医学上的完全缓解），老何很高兴地说："刘主任，我感觉这次CT检查一定也没事！"

第二天，老何的CT结果出来了，CT上仍未显示有病灶。老何得知后，心里很高兴，握着医生的手道："谢谢刘主任，谢谢你们的整个团队。"

聊天的时候，刘医生问道："老何，您当初为什么愿意参加药物临床试验？"

老何想了一下，说道："一年前，我得了胃癌，知道自己是晚期，开始有点难受，但很快就接受了。心想能活一天算一天吧！机缘巧合之下，我在家人的陪伴下来到了门诊。记得那天，我起得很早，天刚刚亮，家门口的老树上有一只喜鹊在叫，我抬头看了看，自认为是个好兆头。"

当医生建议老何参加药物临床试验时，老何并不太懂什么是临床试验，心中只有一个想法，就是听医生的总没有错。医生与老何的儿子充分沟通1小时后，儿子决定同意老何参见药物临床试验。

经过一段时间的药物临床试验，老何对自己的治疗还是很满意的。他非常感激医生延续了他的生命，也想从力所能及之处帮助医生。于是老何开始为病友们宣传药物临床试验，鼓励其他人参加药物临床试验。

整个试验过程，老何很听医生的话，且心态非常好。研究人员让老何做什么，老何就乐呵呵地按照要求去做。即便有时候检查项目较多、查房较为频繁，偶尔也会打扰老何的生活，但老何从没有抱怨，一直给予医护人员最大的配合。

我们打趣地形容老何："他太听话了！"

老何的故事告诉我们，"听医生的话"，大多数情况下是对的。与医护人员的积极配合，保持良好的医学依从性，有利于取得好的疗效。

（王军业　李慧）

小知识

用于肿瘤药物临床试验的肿瘤疗效评价指标有哪些?

用于肿瘤药物临床试验的肿瘤疗效指标比较多,常用的有客观缓解率(ORR)、完全缓解(CR)、部分缓解(PR)、疾病稳定(SD)、疾病进展(PD)、总生存期(OS)、无病生存期(DFS)、无进展生存期(PFS)、疾病进展时间(TTP)等。

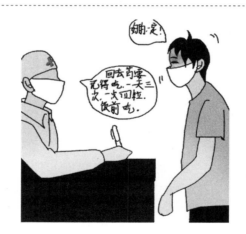

从被动接受药物临床试验，
到主动支持药物临床试验

　　盛女士今年39岁，很不幸，3年前确诊为子宫内膜癌，2018年5月行全子宫双侧附件切除术＋经腹盆腔淋巴结清扫术＋腹主动脉旁淋巴结清扫术。术后给予化疗4个周期，后口服靶向治疗药奥拉帕尼联合他莫昔芬治疗。2019年11月CT显示疾病复发。

　　由于口服药物奥拉帕利，盛女士花费了不少钱，以至于最后没有经济条件继续购买免疫治疗药物。正当她一筹莫展的时候，2019年12月，一项PD-1单抗类免疫药物临床试验开展了，盛女士幸运入组，获得了免费用药，解决了她的大问题。至今，盛女士已用药26次。近期复查CT，病灶仍明显缩小，几乎消失。

　　毕竟盛女士很年轻，我们很想了解一下她患病前后的心情变化以及为什么会选择参加药物临床试验。

　　盛女士回忆道，在她上高中的时候，母亲去世了，2017年父亲发现结肠癌伴多处转移，虽经积极治疗，但也于2018年去世。在父亲生病期间，男朋友也离她而去。一连串的打击让她的心情非常糟糕，压力巨大，生活也不规律，也许就给了恶性肿瘤可乘之机。刚知道自己得了恶性肿瘤时，犹如晴天霹雳，盛女士不知所措，慢慢地才接受这个现实。

盛女士说，因为家中经济条件不好，实在负担不起高昂的治疗费用，于是在得知参加药物临床试验可以获得免费药物时，只能同意。所幸用药后，疗效不错，给了她很大的积极性，让她从被动接受慢慢转变为主动支持。

我们问起盛女士，当初是如何理解知情同意书的？

盛女士感叹道，隔行如隔山，这些专业的医学知识，作为患者并不能够看懂多少，多亏了医生的解释，她才能更好地理解这些内容。

我们问道，在参加药物临床试验过程中，盛女士是否一直有信心？

盛女士说，开始用药时病灶稍有增大，她心情还是很紧张的。后来由于新冠疫情，她无法前往医院，只能暂停用药2月余，2021年3月底才继续用药，幸运的是，随后评估病灶缩小了，这给了她继续下去的勇气。

我们问盛女士，如何看待自己的疾病，平常怎样缓解压力？

盛女士想了想说，一定有一个好心态，把自己当成慢性病，别把自己当成肿瘤患者。但是疾病难免会给她带来压力，好在她有一位好朋友，朋友经常鼓励她，两人也会一起逛街放松心情。

盛女士告诉我们，她通过专业公众号了解了很多药物临床试验的知识。再加上她参加临床试验的试验用药物，国外已经有成熟的结果，这更让她坚定信心。她谈到最重要的一点，就是对医生的信任。她认为很多患者决定参加药物临床试验，主要是出于对医生的信任。

如今的盛女士非常支持药物临床试验，并表示以后有适合自己的药物临床试验，她还会主动参加，也会在病友间积极宣传，让药物临床试验被更多病友了解。

盛女士的故事告诉我们，肿瘤患者的治疗，心态很重要，良好的心态有利于治疗。而对医生的信任，以及对药物临床试验是否了解也对患者是否参加药物临床试验的影响很大。

（王育生　吴菁）

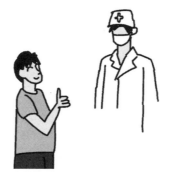

——— 服从命令是"他"的天职 ———

老马，男，61岁。是一名退伍的消防兵。2019年10月确诊为胃癌肝转移（Ⅳ期）。根据老马的病情，他可能符合一项晚期胃癌的Ⅲ期药物临床试验。主治医生在与老马沟通该项药物临床试验时，老马了解到这是一项Ⅲ期药物临床试验时，当即表示同意参加。

王医生很好奇，老马这么快就决定了，难道他了解什么是Ⅲ期药物临床试验吗？

老马摇了摇头，他虽然不了解Ⅲ期药物临床试验到底是什么，但既然是Ⅲ期，应该在Ⅰ期、Ⅱ期试验后进行的，相对来说肯定比较安全。由于老马同意参加药物试验，王医生给老马详细讲解了这项试验的风险与收益，并对试验的详细情况进行了充分的介绍，包括研究药物、研究目的、研究方法、试验流程、研究期限，患者的权利以及期望的益处和潜在危害，并详细解释了知情同意书上的所有内容。

在这个过程中，老马提了几个问题，得到王医生的解答后，老马很快就签署了知情同意书。经过筛查后，老马符合条件，于2019年10月开始了药物临床试验，经过22次的治疗后，老马的肿瘤得到了控制，病灶明显缩小。

每次住院，老马都会准时到达，而且十分积极和认真，试验过程中除了出现双足麻木、脚趾脱皮外，未见其他明显的不良反应。

最近，老马又来住院了，打算接受第23次治疗。这次，老马还是那么准时，心情依然很平静。

住院当天，王医生查房时好奇道："老马，您是怎么做到这么准时，心态这么好的？"

当过消防兵的经历，对老马参加药物临床试验有很大的影响。老马挺直了腰板自豪道："我是个老兵，服从命令是军人的天职，服从命令就是我的天职！"

老马的故事告诉我们，服从命令（医嘱），保持良好的医学依从性，有利于药物临床试验的进行，也有利于获得更好的疗效。

（吴菁　王居峰）

小知识

药物临床试验有哪些类型？什么是 Ⅰ、Ⅱ、Ⅲ、Ⅳ期临床试验？

药物临床试验一般分为Ⅰ、Ⅱ、Ⅲ、Ⅳ期临床试验，药物生物等效性试验，人体生物利用度试验。

Ⅰ期临床试验：初步进行临床药理学及人体安全性评价试验。包括耐受性试验和药代动力学研究，一般在健康受试者中进行。抗肿瘤药物Ⅰ期临床试验在肿瘤患者中进行。Ⅰ期临床试验其目的是研究人体对药物的耐受程度，并通过药物代谢动力学研究，了解药物在人体内的吸收、分布、消除的规律，为制定给药方案提供依据，以便进一步进行治疗试验。

Ⅱ期临床试验：初步评价药物的治疗作用，重点在于药物的安全性和疗效。其目的是初步评价药物对目标适应证患者的治疗作用和安全性，也包括为Ⅲ期临床试验研究设计和给药剂量方案的确定提供依据。

Ⅲ期临床试验：治疗作用验证阶段。其目的是进一步验证药物对目标适应证患者的治疗作用和安全性，评价利益与风险关系，最终为药物注册申请的审查提供充分的依据。

Ⅳ期临床试验：新药上市后应用研究阶段。其目的是考察在广泛使用条件下的药物的疗效和不良反应，评价在普通或者特殊人群中使用的利益与风险关系以及改进给药剂量等。

老严最近有点郁闷，
他的口服药物太多了

老严是个挺随和的人，但他最近有点郁闷，因为每天摆在他面前的口服药物太多了。

一天，刘医生查房，看到老严面前摆着一袋子药物，刘医生粗略一翻，口服药竟有18种，还另外有2种保健品。老严叹气道："看见这些药就头痛，心里压力大着呢！每天一大把药，吃过药后，饭都不想吃了！"

刘医生也有点惊讶，怎么这么多药物？于是拿起来仔细查看了一番，其中有降压药3种，降糖药3种，降脂药2种，活血化瘀药物2种，保肝药物2种，升白细胞药物2种，治疗贫血药物1种，止吐药物1种，激素类药物1种，抗过敏类药物1种，保健品胶囊2种。另外，还有外用治疗皮疹的药物。

老严正在参加一项药物临床试验，这么多伴随用药，既不利于医生的日常记录，对于患者也是很痛苦的。

医生仔细阅读了老严的病史，对老严的病情重新进行了评估，并与老严及家属进行了沟通，建议调整药物：首先停服保健品；没有呕吐症状，暂停预防呕吐的药物；肝功能异常已恢复，停服保肝药；白细胞也恢复正常，暂停升白细胞药物，考虑患者贫血，调整为另一种药物；老严多年前出现脑梗死，现基本恢复，暂停活血化瘀中药；老严患多年皮肤疾病，由于近一段时间未见明显发作，仅保留外用药物，停服激素类药物和抗过敏药物；老严近期检查仅胆固醇偏高，先保留一种降脂药；血糖稍偏高，保留一种降糖药；血压近期也未见明显升高，调整为一种抗高血压的复合药物。

最后，降压药保留了2种、降脂药1种、降糖药物1种，保留了1种治疗贫血的药物，保留皮肤病外用药物。医生还对老严的饮食进行了调整，并指导老严如何锻炼身体。减药当天，老严的心情就好起来了。

3周后，老严再次入院治疗，这次老严没有带那一袋子药物，有说有笑的，十分轻松。又过了6周，医生再次调整了老严的用药方案，仅保留3种口服药物。老严很感谢医生为他减轻"负担"，如今老严不再为吃药发愁，连食欲都改善了很多。

老严的故事告诉我们，肿瘤患者本身心情就较为抑郁、焦虑，若每天还要口服许多药物，会造成患者心理负担加重，在一定程度上会影响治疗效果。肿瘤患者可能会有多种并发疾病，但不一定需要口服这么多药物，这时，需要患者和家属及时与医生沟通，告知正在服用的药物有哪些，以便医生综合判断，合理增减药物，调整治疗方案，改善患者的治疗体验。

（张嘉　刘连科）

小知识

什么是合并用药？

合并用药是受试者在临床试验过程中，除试验用药物之外，应用的其他药物。药物临床试验要求记录所有用药情况。在临床试验前和临床试验过程中，研究者应关注允许的合并用药（包括急救治疗用药）、应关注可能干扰临床试验结果或者受试者安全的合并用药，以及避免使用试验方案禁用的合并用药。

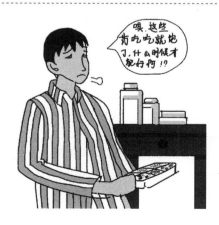

快人快语的王大姐说：
药物临床试验，好！

　　王大姐，69岁，2020年4月确诊为晚期肺癌（Ⅳ期）。基因检测显示，*EGFR* 基因第21外显子（*p.L858R*）位点为突变型。2019年5月，王大姐开始服用吉非替尼。很遗憾，8月，CT检查示较前进展。随后，王大姐参加了一项肺癌二线治疗的Ⅲ期临床试验。经过严格的筛查后，于9月开始用药，4个周期治疗后，CT评估为肿瘤明显缩小，达到了医学上的部分缓解（PR）。后继续治疗至今，目前仍处于PR状态。

　　为了解王大姐得肺癌的可能原因，以及得了肺癌治疗前后的心理变化，我们与王大姐好好地聊了聊。

　　王大姐快人快语，声音洪亮，给人以底气十足的感觉。通过聊天，我们很快了解到王大姐老伴健在，有一个儿子，两个女儿，生活热闹幸福。

　　王大姐是个雷厉风行的人，平时对儿子要求严格。有时候，老伴也会被连累挨骂。她的老伴聊到这些，哈哈大笑，说王大姐是一个典型的刀子嘴、豆腐心，其实她是很有意思的一个人，而且心思细腻，几十年来把家里打理得井井有条。

我们对此也很有感触，王大姐人好，很勤快。在住院治疗期间也闲不住，甚至常常问医生，能否让她帮忙打扫卫生。

没曾想，现在刚过上好日子，王大姐却得了晚期肺癌。即使如此，她仍然每天过得很开心，王大姐喜欢唱歌，常参加一些社区的歌唱活动来放松心情。

看到王大姐高高兴兴的样子，我们聊起了王大姐家庭的日常生活，来进一步了解王大姐得肺癌的可能原因。

我们了解到王大姐不抽烟，而她的老伴常年抽烟，每2~3天一包，但近几年已经基本戒烟了。另外，王大姐做饭时家中炉灶排烟不好，常常闻到油烟呛味。这些都可能是王大姐肺癌的诱因。

交谈一段时间后，王大姐逐渐放松下来，我们便回归正题，问到她为什么选择参加药物临床试验？

王大姐告诉王医生，一来是儿女们通过了解，都非常支持她参加药物临床试验；二来，参加试验也可以为家庭节省一笔开支。最重要的是，她信任医生，愿意听从医生的建议。

我们问及王大姐对参加药物临床试验有何看法，王大姐思考了一会，非常爽朗地道："好！"

我们笑了："为什么好呀？"

王大姐道："当然是疗效好！我从心里感谢试验中帮助过我的医护人员！"

王大姐的故事告诉我们，她与家人是信任医生，所以才参加药物临床试验的。信任医生，提高依从性，对药物临床试验很重要。另外，心态好对肿瘤治疗也很重要。不要因为得了肿瘤，就什么也不想做，而是要积极地活动起来，让生活更有意义。

（吴菁　任铁军）

小知识

什么是临床试验的筛查？

受试者签署知情同意书之后，根据试验方案的入选标准和排除标准要求，需要进行逐项核对，这个过程称为筛查。筛查的目的，是寻找符合试验要求的患者。

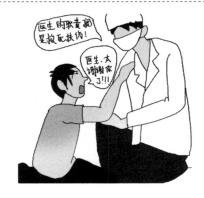

老张对自己参加的临床
试验药物恋恋不舍

老张，今年63岁，2018年8月确诊为原发性鼻腔黏膜恶性黑色素瘤，经最初的积极治疗后，肿瘤未得到控制，出现疾病进展，也就是说疗效较差。经医生建议，老张于2019年5月参加了一项新药临床试验，试验用药物为一种PD-1抑制剂（一种抗PD-1单抗类药物），给予2个周期治疗后，检查发现肿瘤开始缩小；6个周期治疗后，肿瘤明显缩小。目前肿瘤基本上消失，疗效很好，没有出现明显的不良反应，生活质量也得到了明显的改善，老张及其家人均很满意。现在除了定期需要到医院治疗外，老张的日常生活几乎完全正常。老张的心情从最初的暗无天日，转变为现在的"阳光灿烂"。

在免疫药物的时代到来之前，原发性鼻腔黏膜黑色素瘤总体上预后很差，发生远处转移的鼻腔黑色素瘤的预后更差。总体上，3年生存率为40%，而发生远处转移的患者预后良好者不足5%。随着免疫药物的应用，原发性鼻腔黏膜黑色素瘤的预后得到了较为明显的改善。老张就是免疫药物获利的患者。

按照当初的试验设计要求，老张将于2021年3月底停止用药（试验正常结束），申办方也将不再继续提供免费药物。当主治医生刘医生和临床研究协调员（CRC）将此事告知老张后，老张有点接受不了，他对试验药物"恋恋不舍"，十分希望能够继续获得免费治疗药物。

为了让老张能充分理解自己的病情，增加对药物临床试验的理解；同时，也为了打消老张的顾虑，刘医生与老张进行了充分的交流。

刘医生问道："老张，你对自己这两年的治疗可满意？"

老张答道："满意。脖子上的肿瘤从最初的2个手指头大小，缩小至1个手指头，现在没有了，当然满意了。"

刘医生笑了笑："治疗效果确实不错！"

未等刘医生说完，老张很快地说："可惜以后我用不了这种药了，我家也没有条件用免疫药物，不知道我的病会不会复发？"

看到老张着急的样子，刘医生很能理解老张的心情："老张，你不要过分担心。根据国际上的研究结果，以及你目前的治疗情况来看，复发风险并不高。"

老张听到刘医生的解释后很高兴，但仍然有所忧虑："太好了，可是如果不用药，那我下一步怎么办？"

刘医生告诉老张："定期复查，每2个月来一次门诊。"想到老张家离医院较远，刘医生好奇道："老张，你家离医院较远，每次过来要花四五个小时。这两年，你是怎么坚持下来的？"

老张笑说："疗效这么好，又没花多少钱。每次来，就当旅游了。"

为了进一步宽松老张的心情，刘医生有点夸张地说道："你赚大了，节省了一大笔钱。老张，还记得你最初来我的门诊的情形吗？"

"当然记得。我来您门诊之前，对自己的病没抱太大的希望。我知道有一种特效药，但我家没有那个经济实力。我到您门诊来，知道您经验丰富，希望您能给我一种便宜、有效的药物。您看过我的病情之后，告诉我可以参加免费的药物临床试验，并且告诉我国外同类的药物已经上市了。当时，我就很希望能得到这个机会。"老张很兴奋地告诉刘医生。

刘医生道："是呀，你不但用上了新药，而且疗效还这么好！老张，你运气好呀！"

老张更加高兴，连忙说："多亏了你刘主任呀！我们全家都感谢你呀！"

"不用客气了。老张，根据试验的要求和规定，您参加的试验要结束了，以后不能给你提供免费药物了，希望你能理解。"刘医生说，"而且你目前的情况稳定，只需要保持良好的生活习惯就可以了。"

老张心里还是有些忐忑："刘医生，真的没有办法让我继续用免费药物？"

刘医生坚定地告诉老张："老张，你不用这么紧张，这种药你已经用了快2年，复发的可能性不大，可以停药了，以后定期复查就可以。再者，以后很可能会有更好的药物出现。你不必过于紧张。"

老张放宽了心，点点头："医生，有您这句话，我就放心了。谢谢您！我会定期复查的。"

老张的故事告诉我们，试验用药物可以给患者带来很好的疗效，但患者可能对免疫药物产生依赖心理，这时可以寻求临床医生帮助，医生会合理评估病情，帮助患者克服依赖心理。

（刘连科　张嘉）

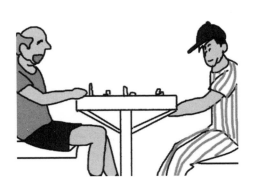

好心态是治愈一切的良药

许多患者在参加药物临床试验时心情紧张，面对不良反应时感到十分焦虑，以至于坐立难安、饮食失调，这是不利于疾病治疗的。在肿瘤治疗中，心态很重要，用积极向上的、乐观的心态面对疾病，劳逸结合，保持心情开朗，会对治疗产生好的影响。

正如名言说："如果人是乐观的，一切都有抵抗，一切都能抵抗，一切都会增强抵抗力。"最好的医生是自己，好心态是治愈一切的良药。

他的耐性很好

老张，男，70岁，2019年7月超声示右侧颈部Ⅳ区及锁骨上数个淋巴结肿大。右侧淋巴结穿刺的病理显示：考虑转移性低分化癌，伴坏死。PET-CT提示食管癌伴多发淋巴结转移、多发骨转移（cT3N3M1 Ⅳ期）。

经医生建议，老张决定参加药物临床试验，这是一项食管癌一线治疗的Ⅲ期临床试验，方案为PD-1单抗/安慰剂联合双化疗。4个周期治疗后，肿瘤评估显示病灶缩小，达到了PR（部分缓解），随后，老张又接受了1个周期的原方案治疗，从第6个周期开始，调整为PD-1单抗/安慰剂联合单药化疗，至2021年5月，共给予29个周期治疗。期间多次复查，均显示病灶明显缩小，几乎消失。

在整个药物临床试验期间，老张十分配合，耐性也很好。我们来回顾一下老张的治疗过程。

2019年7月，老张签署知情同意书后，进入筛查。筛查期间，发现脂肪酶、淀粉酶明显升高。主治医生告诉老张，这种情况不适合马上开始抗肿瘤治疗，也参加不了临床试验，必须先把脂肪酶和淀粉酶的数值降下来。

治疗脂肪酶和淀粉酶那段时间长达一个多月，也就是说，老张等待的时间较大多数其他参加药物临床试验的患者长一些，换成其他患者，估计有不少人会选择退出药物临床试验。

那老张为什么没有退出呢？

这得力于老张的耐性。老张告诉医生，他每天告诉自己一定要心平气和，一定要有耐心，心态对疾病的影响是最大的。老张每晚都能呼呼大睡，倒是他的女儿经常焦虑得睡不着觉。在每天等待的过程中，老张也没有闲下来，而是做一些自己认为有意义的事情。

老张入组后第1周期，没有明显的不适。到了第2个周期用药的时候，检查发现转氨酶明显升高，提示肝脏功能受损，于是先给予保肝治疗。期间老张的心态很平和，耐心等待肝功能恢复。从2019年7月至2021年5月，共29个周期治疗后，多次复查，均显示病灶明显缩小，后几乎消失。在这么长的治疗时间内，老张没有出现任何不耐烦的时候，一直心情平稳。

目前，老张的病情稳定，继续用试验用药物维持治疗。

在与老张交流的过程中，我们得知，老张的老伴于2019年2月因恶性肿瘤治疗无效而去世。老伴的去世对老张的打击很大。老伴去世后，老张常常思念老伴，他翻出手机里老伴的照片给我们看，并感慨道，老伴性格比较急躁，对待治疗常会失去耐心，若她能像自己一样保持良好的心态，积极生活和治疗，也许此时还能陪伴在自己身边。

我们安慰了老张，同时也委婉地告知他，根据试验方案规定，用药满2年，之后申办方将不再提供药物。预示着老张即将退出药物临床试验。

老张心平气和地接受了，他笑着说："我已经很幸运了，谢谢你们。"

我们试探地问起老张是否害怕病情复发。

老张并没有我们想象中那样忧虑，他看着手机里老伴照片上的笑容，笑了笑说："尽人事，听天命吧！如果真的复发后治疗失败，我也没有什么遗憾，可以去陪老伴了。现在，我只想充实地过好每一天。"

老张表情轻松，临走时还朝我们挥了挥手告别。

老张的故事告诉我们，耐性好的患者，常常医学依从性好，这对肿瘤的治疗很重要。同时，患者一定要调整好心态，吃好、睡好、玩好，保持良好的心情，与医生和临床研究协调员（CRC）共同合作，抵御病魔。

（王蓉　孙美丽）

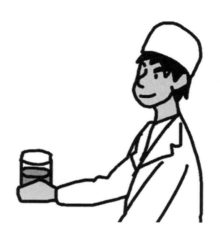

他整天乐呵呵的

老徐，名字里有一个"鸣"字，正与他本人一样，声音洪亮。老徐每天都过得充实快乐，让人很难联想到，他其实是一位晚期肿瘤患者。

这两年多来，老徐定期到医院来用药，每3周一次，在很多患者表现出不耐烦时，老徐的脸上常常是"阳光灿烂"。老徐整天乐呵呵的，除了疗效好的原因外，肯定还有更深层次的因素存在，让我们一起来了解一下吧！

要了解老徐，首先介绍一下老徐的病史。

老徐，男，62岁，2017年因大便次数增多就诊。肠镜检查显示：距肛缘7cm直肠腺癌。于2017年1月行直肠癌切除术，术后病理：（部分直肠及乙状结肠）肿瘤细胞，考虑恶性；其他检查显示肿瘤侵及全层、侵犯神经，淋巴结未见转移。术后给予化疗。2018年6月发现肺转移，后行肺部病灶切除，术后病理显示为肠癌转移；基因检测结果显示 *Braf* 基因 *V600E* 突变检测为野生型。2018年7月检测发现右肺转移瘤较前稍增大。随后，老徐参加了一项晚期结直肠癌一线治疗的药物临床试验，方案为VEGF单抗（贝伐珠单抗或类似物）联合标准化疗方案。2个周期、4个周期治疗后肿瘤评估为PR，8个周期治疗后，开始进行维持方案治疗，至今已经给予28个周期治疗。

与老徐交流，我们了解到，从年轻开始，老徐心态就非常好。老徐平时喜欢看书，患癌后，也会阅读肿瘤方面的书籍。通过看书，老徐知道一个好的心态对治疗非常重要，这更增加了老徐的信心，一定要保持一个好心情。

当初病情复发时，老徐仍想赶紧手术切除。当地医生告诉老徐，他的病情暂不适合手术，可以在化疗的基础上添加靶向治疗药物。这是老徐第一次听到"靶向治疗药物"这个概念。晚上回到家后，老徐上网搜索了一些关于靶向治疗药物的资料。在浏览过程中，他发现一本有关肿瘤靶向治疗药物的著作。老徐深受启发，第二天就决定前往著者刘医生所在的医院就诊。

见到刘医生时，老徐面带微笑，脸上没有一点愁容，这与刘医生常接触的大部分肿瘤患者不同。刘医生给予老徐仔细的诊治后，建议老徐参加药物临床试验。刘医生刚说完，老徐迅速同意。刘医生一愣，老徐的答复太快，刘医生担心他是否没有理解试验的具体内容。

正要继续解释，老徐拿出了那本著作的照片，道："刘医生，我看过了您的书，所以非常信任您！"

在随后的交流中，刘医生再次确认老徐是否自愿参加药物临床试验，并让老徐签署知情同意书。不久后，老徐开始接受试验用药物。4个周期治疗后，肿瘤明显缩小，老徐很高兴。

自参加药物临床试验开始，老徐一直认真对待，严格执行医生的要求，包括休息、饮食、锻炼等。在休息方面，尽最大努力保证充足的睡眠；在饮食方面，荤素搭配，吃饭至八成饱；在锻炼方面，采用慢跑与游泳相结合的方式，强身健体。治疗期间，老徐还认真地规划了自己的生活，劳逸结合，非常充实快乐。

近期，刘医生再次与老徐交流，得知他的生活如此规律充实，不禁又一次惊讶了。老徐笑着说，每天做有意义的事情，这有利于他每天保持一个好的心态，让他快乐地面对每一天！

我们也问过老徐，是否觉得肿瘤可怕？

老徐告诉我们，其实只要不钻牛角尖，就谈不上可怕。刚入组药物临床试验时，他也不知道试验药物是否对自己有效，自己能决定的就是活好当下，调整好自己的心态，积极迎战病魔。

老徐的故事告诉我们，心态很重要。保持好的心态，提高药物临床试验的依从性，有利于治疗的展开。好的心态，对疗效也有明显的影响，乐观者的治疗有效率常常较悲观者高。此外，合理的睡眠、饮食、锻炼三者相结合，可以提高身体免疫力，也有利于保持一个好心情。

（刘连科　王军业）

小知识

什么是自愿参加原则？

尊重患者的人权是最基本的原则。自愿参加原则是指患者必须是自愿参加临床试验。参加临床试验必须先征得患者同意，并签署知情同意书。患者有权在试验的任何阶段不需要任何理由退出研究。对自动退出试验的患者，不应该歧视他们，应该一如既往地给予关心和治疗。

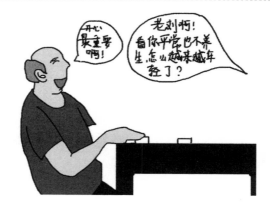

她活得像个
"神仙"

老杨是个开朗乐观的人，笑起来时眼睛弯弯似月牙，如今70多岁了，仍每天快快乐乐的，做事讲话都很干净利索。而且她的名字里有一个"仙"字，朋友们常说她活得像个神仙。与老杨交流，想不愉快都难。

事实上，老杨是一位参加药物临床试验的恶性肿瘤患者，已经接受了两年多的治疗。

我们先了解一下老杨的病史。

老杨，女，75岁，2018年7月出现右上腹胀痛，阵发性，进食后加重，伴有低热，同时进食后不适，伴嗳气，有时恶心、呕吐。8月行肠镜检查，提示升结肠肿物。随后，接受右半结肠癌根治性切除，术后病理：（右半结肠）恶性肿瘤，类型待免疫组化进一步明确，溃疡型，肿块大小10cm×6cm×2.7cm，癌组织浸润至浆膜外纤维脂肪组织，伴坏死，可见脉管内瘤栓。结肠周、肠系膜上静脉旁、肠系膜上静脉根部、胰头前方淋巴结可见肿瘤累及，结肠周可见癌结节多枚，大小直径1 ~ 1.5cm。免疫组化检查结合HE切片，确诊为低分化腺癌。

根据术后病理检查结果，建议行术后化疗。在化疗前行常规CT检查时发现，腹腔淋巴结增大。随后行PET-CT检查，结果显示，结肠癌术后，双侧锁骨区、纵隔内、右肺门、双侧膈脚旁、肠系膜根部、腹主动脉旁多枚肿大淋巴结，考虑多发淋巴结转移、骨转移。最终，老杨确诊为升结肠低分化腺癌（Ⅳ期）。

根据老杨的病情，我们建议她参加药物临床试验，经过严格筛选，老杨符合入选条件，入组成功，于2018年10月开始用药。8个周期治疗后，复查病灶明显缩小，达到肿瘤部分缓解（PR），10个周期后病灶完全消失，达到了肿瘤完全缓解（CR）。截至2021年3月，患者仍在用药，用药时间超过2年。

当老杨得知自己得了肠癌的时候，家人里都很紧张，而那天晚上，老杨却睡得很好，似乎并不为此忧心，这也让老杨的家人有点诧异！

住院后，刘医生问老杨，为何得了晚期肿瘤，仍然能这么快乐？

老杨笑了："哈哈哈，难过也是一天，高兴也是一天，活在当下最重要。"

刘医生又问道："你定期到医院来，会觉得厌烦吗？"

老杨轻松地说："我不在医院的时间更多呀！可以做很多感兴趣的事情。"

老杨乐观的情绪常常感染到其他人，每次走进老杨的病房，就听到里面传出阵阵欢声笑语。老杨还积极地与病友分享如何调整心态、面对肿瘤治疗的不良反应该怎么办、肿瘤治疗过程中如何调整饮食等小经验。

试验中，由于临床试验方案发生过修改，按照要求，每修改一次，患者就需要签署一次知情同意书。整个治疗过程中，老杨一共签了4次知情同意书，但她从未表现出不耐烦，一直积极配合，表示理解。治疗中未出现明显的不良反应，这也是老杨的福气。说起这些，老杨感到十分幸运，心情更愉快了。

老杨的故事告诉我们，活在当下最重要，一定要快乐！保持极佳的心态对晚期肿瘤患者很重要。

（许佳丽　刘连科）

小知识

为什么要多次签署知情同意书？

在整个试验过程中，知情同意书出现更新，更新的内容可能对受试者的权益和安全产生影响，为了确保受试者的权益、保护受试者的安全，正在参加临床试验的受试者需要再次签署新版本的知情同意书。

她太安静了

人们常说三十而立，这个年龄常常是事业的开始，也更容易体会到人生的美好。如果在这个年龄患上了难治之症，特别是恶性肿瘤晚期，那么患者的心态又是如何？如果这类患者积极治疗后疗效不佳，而此时，又没有新的药物和治疗方法，患者的心态又将如何？如果这类患者能有机会参加药物临床试验，那他们的心态又会发生怎样的变化？

也许于女士的故事可以告诉我们一些答案。

让我们来了解一下于女士吧！

于女士，31岁，因反复上腹部不适4月余就诊，于2020年4月行胃镜检查，显示：胃窦－幽门巨大溃疡型占位（癌？）；慢性胃炎伴幽门螺杆菌感染。胃镜病理示：印戒细胞癌。全腹部CT显示：胃窦幽门部胃壁增厚，小网膜囊及胃窦周围多发增大淋巴结。

经多学科会诊后，建议先行2个周期术前化疗。后于2020年5月行远端胃大部分切除＋胃空肠吻合术＋腹腔淋巴结清扫术＋肝圆韧带切除术。术后病理显示：①（远端胃切除标本）胃窦小弯侧溃疡型癌，腺癌，低分化，伴化疗后反应（NCCN指南：2级，残留癌灶伴显著纤维增生），Lauren分型为弥漫型，肿块大小3.5cm×3cm×1.3cm，癌组织侵及浆膜层。②大弯侧淋巴结29枚，其中10枚见癌转移；小弯侧淋巴结6枚，其中1枚见癌转移。肝圆韧带结节纤维结缔组织中查见低分化癌。③免疫组化：CK-PAN（＋）、HER2（－）、CD31及D2-40显示脉管（＋）；*MLH1*、*MSH1*、*MSH6*及*PMS2*均表达。术后给予奥沙利铂＋卡培他滨化疗6个周期。

于女士此次入院继续治疗，治疗间隙，她的先生一直陪伴在她身边，在大家打趣之下，于女士与我们聊起她的家庭，以及患病前后的事情。

于女士说，她22岁就结婚了，先生很爱她。一年后，他们的儿子出生，孩子的快乐成长给这个三口小家带来了数不清的欢乐。但2020年元旦过后，她开始出现上腹部不舒服，一开始她并没有当回事，直到出现明显的腹部疼痛，才在家人的催促下到医院检查，结果并不乐观，是晚期胃癌。说到这，于女士轻轻叹息了一声。

然而遗憾的是，经过化疗、手术以及术后化疗，于女士的病情出现了进展，在医生的建议下，她选择参加药物临床试验。

2020年12月，于女士成功入组，给予6个周期治疗后，肿瘤评估显示病情稳定，病灶稍缩小。整个治疗过程中，除了偶尔出现上腹部不适外，未见其他不良反应。

在药物临床试验期间，于女士一直沉默寡言，就连家人也不太了解她的想法。王主任对于女士的"沉默"也有些忧虑，担心她是否过于压抑自己，于是与于女士聊了聊，希望她能谈一谈在整个治疗过程中有什么想法，心情又是怎样的。

在医生的安慰下，于女士终于张口，说起当初得知患了胃癌，她一开始也不理解，自己这么年轻，怎么会得胃癌？但慢慢的她接受了现实，调整了心态，相信只要积极治疗，一定能会好起来，战胜疾病。

在与王主任交谈过程中，于女士仍然是一脸平静，话不多，偶尔笑笑。王主任也不理解为什么于女士不愿敞开心扉。直到与她聊起家庭和孩子的话题时，于女士才渐渐放松了下来。

于女士告诉王主任，这段时间自己偷偷看了不少书，对自己的病情有了进一步的了解，知道听从医生的建议是最好的办法。她告诉自己，着急是没有用的，保持一个好的心态很重要。自己之所以这么平静，是不想让身边的家人为她担忧。

于女士说，她对于是否参加药物临床试验没有过多的忧虑。而且他弟弟也略懂一些医疗知识，弟弟告诉她，她接受的治疗是标准治疗，是目前最新的治疗方案之一，这令她更加放心。她相信自己的疗效会不错。

在得知家人因为她的"平静"反而更加担忧了以后，于女士有些哭笑不得。近来，于女士渐渐放松自己，尝试多与家人沟通交流，她心态比以前更好了，笑容也增多了，病房里多了些欢乐的气氛。

于女士终于不那么"安静"了。

于女士的故事告诉我们，心态平和对治疗很重要，但有时候，还是要多跟家人朋友们沟通交流。肿瘤的治疗是需要一家人共同面对的，家人既是患者的心理支撑，同时，患者本人也是家人朋友们的支柱。适当的沟通，有利于治疗的开展，也免去了患者与医生、家属间不必要的误会。

（王蓉　王居峰）

老孙的劲头十足

老孙65岁了，没得病之前，干什么事情都是劲头十足，每天总有使不完的劲。

老孙年轻时风风火火的，每次吃饭都狼吞虎咽，加上老孙的饭量也不小，平时喜欢吃热食；并且经常抽烟，时而喝个痛快的小酒，生活充实。几十年来，老孙这种"不良"的饮食习惯，不停地损伤食管黏膜，日积月累，疾病悄悄地发生了，最终于2015年被确诊为食管癌。老孙接受了手术治疗，术后给予放疗，未行化疗，后一直随访。

2019年9月，老孙的食管癌复发了，复发后不久，老孙参加了一项食管癌的药物临床试验。刚开始治疗时，老孙稍有担心，但2个周期过去后没有出现不良反应，老孙来了精神，又闲不下来了，整天忙这忙那的。老孙发现，忙起来的时候生活非常充实，可以暂时忘记自己是一位肿瘤患者。

一年多来，除了日常的锻炼身体外，老孙还在坚持工作。有一次，老孙与他的主治医生聊天，问到自己没有任何不舒服，可不可以继续工作。得到医生肯定的回答后，老孙高兴地说："太好了！"因为工作有利于他保持一个好的心情，还可以增加生活快乐。

在这一年多的治疗期间，老孙一边治疗一边工作，不但心情保持得很好，更重要的是免疫力提高了，人也壮实了。

目前老孙的病情稳定，根据试验方案要求，过上一段时间，老孙会暂停治疗，进入随访观察期。老孙再次咨询主治医生，观察期是否可以继续工作？

医生很高兴看到老孙能够如此活力十足。医生告诉老孙，工作可以继续，但不要劳累过度，还要记得定期复查。

老孙撸起袖子，笑着说全身都是劲，这回可以好好地干一干了！

老孙的故事告诉我们，不良的生活习惯，很有可能会诱发恶性肿瘤。此外，治疗疗效好且体力状况好的患者，可以适当参加工作。工作有利于充实生活，保持一定的社交关系，增加患者的快乐感，但注意不要过度劳累。

（吴菁　王育生）

小知识

参加药物临床试验期间，能否能正常参加工作？

只要体力状况好（医学专业名词为ECOG=0分，即活动能力完全正常，与起病前活动能力无任何差异），日常活动后没有劳累感，可以从事轻体力工作，不建议从事重体力工作。对于ECOG=1的患者，不建议从事日常工作。具体请您咨询您的主治医生，对您的体力状况进行评估。

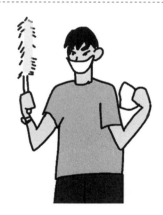

钱要花在刀刃上

随着医学的进步，肿瘤患者的生存时间已经有所延长，但相应的，治疗周期也会随之增加。由此产生的高额治疗费用常常会压垮患者的家庭，这不仅对患者造成巨大的心理压力，甚至会影响患者的后期治疗。

药物临床试验遵循着免费原则，相关药物和检查均免费，可以为患者家庭节省不少费用，缓解经济压力，帮助患者打好肿瘤治疗持久战，把钱花在刀刃上。

参加药物临床试验让她能买得起国产第三代药物

郭阿姨确诊为晚期肺癌后，由于参加了药物临床试验，节省了费用，等到国产新药上市，郭阿姨有钱买国产新药了，从整个过程来说，可以说郭阿姨的运气还是不错的。

为了更好地了解郭阿姨的故事，我们先了解一下郭阿姨的病史。

郭阿姨，女，69岁，2017年2月确诊肺癌晚期（Ⅳ期），先给予化疗，因基因检测显示 *EGFR* 第21外显子位点（*p.L858R*）突变，后口服吉非替尼治疗20个月。2018年12月查胸部CT提示病灶较前进展，头颅MR显示颅内转移，后给予化疗、头颅放疗。2019年6月再次肺穿刺，病理显示肺腺癌，基因检测显示 *EGFR* 第21外显子位点（*p.L858R*）突变、*PIK3CA* 突变。随后参加药物临床试验，于2019年7月开始口服试验用药物，一直口服至2020年6月。后因疾病进展而退出试验。随后，于2020年7月开始口服国产第三代药物。

郭阿姨确诊为肺癌晚期后，进行了基因检测，基因检测

显示 *EGFR* 敏感性突变，后口服第一代靶向治疗药物，一段时间后出现疾病进展。但是当时的第三代靶向治疗药物需要患者有 *EGFR–T790M* 突变，郭阿姨因基因检测不符合，且该药物较为昂贵，故无法使用该药。当地医生建议化疗，郭阿姨考虑再三，为了可能获得更好的治疗效果，也为了减少花费，她参加了一项Ⅲ期临床试验。

令人欣慰的是，药物临床试验给她争取了9个月生存时间，让她等到了适合她的国产第三代靶向治疗药物。还为她节省了费用，等到她的药物临床试验出组，正好赶上国产第三代靶向治疗药物上市，国产药价合理，于是她选择了国产药物。口服第三代靶向治疗药物后，郭阿姨的疾病得到很好的控制，现在仍在继续口服靶向治疗药物。

目前，郭阿姨的心情很好，她十分感谢医生给她参加药物临床试验的机会。她告诉医生，如果以后有其他合适的药物临床试验，她一定还会参加。

郭阿姨的故事告诉我们，药物临床试验给许多患者带来了治疗机会，当有合适的药物临床试验时，一定要勇敢尝试，也许将获得更好的疗效。同时，药物临床试验可以给患者节约费用，能够给患者提供更多的选择机会，让患者更好地规划接下来的生活。

（鲁智豪　曹彦硕）

小知识

什么是进口药品和国产药品？

进口药品是指在国外生产，在中国注册、并经国家主管部门批准，进入中国销售和使用的药品。

国产药品是指中国医药企业研发生产的药品，中国市场上的国产药品大致可以分为中药、化学药和生物制剂三大类。

她的儿子很孝顺

张女士有一个和睦的家庭，一家三口，其乐融融，儿子英俊帅气，工作上进。张女士每天都很快乐，一直憧憬着将来儿子结婚生子后，两代人的幸福生活。

张女士的老公没有什么其他的爱好，除了喜欢抽烟，他每天至少两包烟，家中整天烟雾缭绕的，张女士早就习惯了。2020年初，张女士出现咳嗽的症状，开始并没有引起注意，后来症状逐渐加重，才去就医。然而很不幸，她被确诊为晚期肺癌，肺穿刺的病理类型为腺癌，并且无手术治疗指征。

在医生的建议下，她进行了基因检测，结果显示EGFR突变，提示有合适的口服靶向治疗药物，此时正好省人民医院有一项符合她的药物临床试验。经过筛查，张女士符合条件，入组成功。口服药物6周后复查，张女士的病灶明显缩小，全家都很高兴。然而很遗憾，口服靶向药物11个月后，肺部病灶增大，出现疾病进展，提示靶向治疗药物失效。张女士只好退出了药物临床试验。

出组后，经过初步筛查，医生发现她有可能参加一项肺

癌二线的 Ⅲ 期临床试验，根据试验方案要求，医生重新对张女士进行穿刺获取病理，结果显示病理类型为小细胞神经内分泌肺癌。不符合条件，筛选失败。于是，她转为临床常规治疗。

为了给予患者更好的诊断和治疗，医生建议患者再次行基因检测。由于知道她的家中经济条件一般，担心她儿子不同意行基因检测。医生与她的儿子谈基因检测时，告诉家属，基因检测需要一定的费用，若基因检测提示有合适的靶向或免疫治疗药物，有可能会花费很大。但她的儿子很快就答应下来了，他告诉医生，由于之前参加了药物临床试验，他妈妈口服的靶向药物以及相应的检查均是免费的，这给他们家节省了不少费用，也就意味着他们可以负担起接下来的费用。而且，只要对她的妈妈的病情有利，钱肯定要花的。

自张女士生病以后，张女士的老公非常自责，认为张女士患癌与自己抽烟有很大关系。于是，她老公为此戒烟，并每天拼命地工作，想多挣些钱，给张女士最好的治疗。

而张女士的儿子白天工作，晚上陪护妈妈。住院期间，儿子把张女士照顾得无微不至，引起其他病人及家属的羡慕和夸赞。张女士以前总认为儿子还年轻，还需要父母的照顾，从自己得病之后，她才真切地感受到，原来儿子已经成长为一个有责任感、孝顺父母的大人了。

　　张女士欣慰地告诉医生，虽然自己很不幸得了肺癌，但她心情并不沮丧，因为她有疼爱自己的老公、孝顺自己的儿子，家庭幸福美满。相信只要自己积极接受治疗，一定可以迎来生命的春天。

　　张女士的故事告诉我们，吸烟容易引发肺癌，大家在日常生活中要保持健康的生活习惯，远离二手烟。张女士的故事还告诉我们，肿瘤患者需要家人的关怀和支持，并且，参加药物临床试验可以节省不少的费用，有利于后续自费项目的进行。因此，大家在考虑是否参加药物临床试验时，可以综合考虑。

（李萍　刘连科）

小知识

什么情况下，可以退出药物临床试验？

如发生以下情况，可以退出。

（1）受试者依从性差，影响疗效和安全性评估。

（2）受试者发生不耐受的不良事件或严重不良事件，经研究者判定不适宜继续接受研究药物治疗。

（3）有证据表明明确的疾病进展或恶化，经研究者判定不适宜继续接受研究药物治疗。

（4）研究药物推迟用药时间较长，超过了方案要求的标准。

（5）严重偏离或违反方案，并对药物安全性或有效性

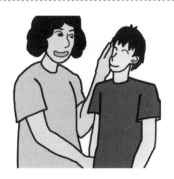

评价造成影响。

（6）因各种原因导致不能继续按时完成随访，或者治疗期间受试者失访或死亡。

（7）受试者撤回知情同意书。

（8）其他原因，比如研究者判断患者继续治疗无法获益。

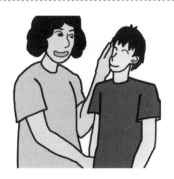

—— 两年多了，看病没花医保多少钱 ——

老刘，被确诊为肺癌晚期2年多了。按照两年前的治疗水平，老刘的生存时间大约14个月，而现在老刘的生存时间已超过30个月，从目前老刘的状况来看，生存时间还会更长。但这两年来，老刘却没花过多少钱。

这是为什么呢？难道这两年多，老刘没去医院看病？当然不是。这是因为老刘有幸参加了一项药物临床试验。

让我们一起了解一下老刘的故事。

2019年8月，老刘确诊为肺癌晚期。

回忆起患病后的第一年春节，老刘十分感慨。那年春节，许多亲戚和朋友都从外地赶回来了，大家相聚一堂，陪老刘认认真真地看完了整个春晚。老刘说，他其实知道，大家都以为这或许就是他的最后一个春节了，所以才特地赶来。面对家人们的殷切关怀，老刘也担心，自己的病情是不是很糟糕了。但不论如何，这一年春节，老刘过得很愉快。

春节过后的元宵节，由于新冠疫情，市里一贯的花灯展被取消了。往年元宵节，老刘总因为种种原因而错过花灯展，从未亲眼去看过花灯。老伴想到老刘也许以后看不到花灯了，有点伤感，便自己在家中做了一个大大的花灯。

但幸运的是，老刘确诊后，恰好有一项治疗晚期肺癌的药物临床试验正在开展，经严格筛查，老刘符合试验要求，顺利入组。在老刘参加药物临床试验的过程中，由于药物临床试验的试验用药物以及相关检查的费用由申办方负责，老刘没有花费医保费用，自费部分也不多。因此，老刘患病给家庭带来的压力也不大，基本上对生活没有大的影响。

由于及时、合理、规范的治疗，老刘的疾病得到了很好的控制。一年过去，2021年春节时，整个家没有去年那么紧张了，气氛也没有那么凝重了。然而2021年春节过后，老刘的疾病出现进展（医学评估为缓慢进展）。在医生的建议下，老刘积极地参加了第二项药物临床试验，目前病情稳定。

截至目前，老刘这30个月的生存时间，几乎全是试验用药物带来的，也许以后很长的一段时间，老刘仍然会继续用试验用药物。

我们与老刘交流，想了解他为什么会同意参加药物临床试验。

老刘说，可以节省费用是一个原因，当然更重要的是，他了解过药物临床试验后，知道这是一件利国利民还利己的好事。许多人对药物临床试验存在误解，当真正了解药物临床试验是怎么回事时，就知道该怎么选择了。老刘也建议大家，不要轻易地否定药物临床试验，最好先进行充分的了解再做决定。

老刘的故事告诉我们，对药物临床试验充分了解，有利于自己的决定和判断。当然，药物临床试验还有利于节省治疗费用，毕竟，钱要花在刀刃上。

（沈凯　吴菁）

小知识

什么是受试者？

参加临床试验的对象，我们通常称之为"受试者"，受试者是指参加一项临床试验，并作为试验用药品的接受者，包括患者、健康人。受试者是生物医药科研的重要组成部分，他们不仅是被动承担研究的载体，也是创新和互动式的研究中的合作者。在临床试验中，要尊重受试者的人格和人权，充分保障他们的权益。

没有参加药物临床试验，
她不仅仅是后悔

在实际的药物临床试验工作中，常常碰到这样的现象：由于每一项药物的临床试验均在一定的时间范围内开展，因此，并不是每位患者均有机会参加。也许家境优渥的患者，可以转而购买高昂的药物维持治疗；但是对于经济条件一般的患者，可能会给他们的治疗带来很大的影响。

下面这位杨女士的故事，或许对我们有启示作用。

我们首先来了解一下杨女士的简要病史。

杨女士，59岁。2019年2月出现咳嗽，但并未在意，2个月后因出现腹痛才去医院就诊。经一系列检查，杨女士被确诊为肺癌晚期伴肺内转移、多发骨转移，伴心包积液（Ⅳ期）。2019年4月，杨女士来到刘主任的门诊，刘主任看过杨女士的病史及相关检查结果后，建议杨女士参加药物临床试验，并对药物临床试验的相关情况，与杨女士进行了充分的沟通。

杨女士随后打电话给关心她病情的弟弟，弟弟让她先回家，大家讨论一下。杨女士犹豫了一会，还是决定先与家人协商后再决定。第二天，杨女士没有来医院，而是打电话告诉刘医生的助手，经过家人商议后，她还是决定去某肿瘤专科医院治疗，不参加药物临床试验了。

2019年4月底，杨女士于某肿瘤医院入院。期间，刘医生仍继续与杨女士交流，希望她能够再考虑一下药物临床试验，难得遇到适合她的试验，而且试验药物完全免费，不参加太可惜了。杨女士回复说，因为试验药物还没有真正投入临床使用，家人们担心用在杨女士身上效果不好。杨女士拿不定主意，还是决定听家人的。

直到晚上，刘医生仍坚持不懈地劝说杨女士，告诉她试验用药物是国外已经上市的药物，而且不良反应是基本清楚的。但是杨女士并没有回信，以后很长一段时间，杨女士也未与刘医生联系。

刘医生虽然无奈，但也只好放弃。

到了2020年10月中旬的某一天上午，刘医生突然收到杨女士的微信。内容大致是，杨女士自生病以来对她们家的打击很大，她承受了很多痛苦。但后续的治疗压力太大，已经拖垮了家庭，杨女士无奈发起了爱心筹款，希望接诊过她的刘医生能够对她的病情帮忙证实和转发。

刘医生看过杨女士的微信，很有感触，想深入了解杨女士的病情，看看能否给她帮助。于是刘医生再一次与杨女士进行了沟通。几次交流后，刘医生得知杨女士目前自费服用的药物正是刘医生当初推荐的试验用药物，如今已经上市了。

刘医生为杨女士的爱心筹款进行了证实，并积极关注是否其他适合她的药物临床试验正在开展。杨女士说道，她现在很后悔，当初如果能参加临床试验，可以节省不少钱的。

随着医学的进步，恶性肿瘤患者的生存时间已经有所延长。但相应的，治疗周期也会随之增加。在有医保的情况下，仍需要患者自费不少的费用。肿瘤的治疗是个长期过程，如果一开始没有规划，很有可能在前期的治疗中花费很大，导致后期经济越来越紧张。特别是当后来有新的治疗这种恶性肿瘤的药物出现，患者却没有经济条件去购买这种新药时，不但影响患者的病情治疗，也会给患者带来巨大的心理压力，甚至有可能出现绝望心态，以至于最终放弃治疗。

因此，在病程的某个阶段，若有机会参加免费的药物临床试验，我们鼓励各位符合药物临床试验条件的患者积极参与。这样，患者不但能有机会获得更先进的治疗方式，而且很有可能取得比目前标准治疗更好的疗效，同时可以节省一部分费用。

杨女士的故事告诉我们，在整个肿瘤治疗过程中，一定要好好地考虑自己的经济条件，好好地规划肿瘤治疗的花费。

同时我们建议各位恶性肿瘤晚期患者，一定要重视药物临床试验，有机会一定要抓住，避免留下遗憾。

（刘连科　孙美丽）

小知识

为什么不是所有的患者都可以参加药物临床试验？

晚期肿瘤患者能否有机会参加药物临床试验，受主客观方面的影响。主观方面，患者本人不同意，或患者家属不同意。客观方面，患者的身体条件不符合试验方案要求。

若有机会，作为医生，我们支持所有的晚期肿瘤患者参加药物临床试验。

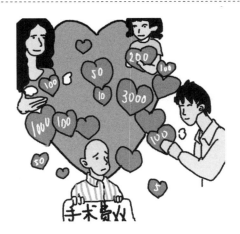

您就是我的救命恩人呀！

  李大爷是来自河北农村的患者，2017年11月确诊为食管鳞癌，术前李大爷接受了化疗，后于2018年2月手术切除食管癌。不幸的是，2019年10月，李大爷疾病复发，而这一次病情复杂，已经不适合手术了。李大爷家经济情况一般，再加上之前的治疗花费巨大，现在病情复发，无疑雪上加霜——李大爷没有钱购买新药了。

  困境中的李大爷想放弃治疗，不想拖累家人。

  但万幸的是，李大爷的女儿听病友们讲到有食管癌相关的药物临床试验。经过家人苦口婆心的劝说，抱着试一试的心态，李大爷来到了北京某肿瘤医院，预约了食管癌专家鲁主任的门诊。在未见到鲁主任前，李大爷和女儿李小姐的心里仍然没有底，担心医生告诉他们不能参加药物临床试验。

  因此，见到鲁主任后，李小姐心急如焚，连珠炮弹似的提问起来，比如新药有没有效？新药安全吗？由于家里已经快"揭不开锅"了，李小姐特别关注治疗费用。鲁主任耐心地给予解答。当听到鲁主任讲到，即便是进入对照组，对照组的治疗也是标准治疗，疗效也有一定保证的时候，李小姐悬着的心终于落地了。

最后，李大爷决定参加药物临床试验。经过一系列严格的检查，确认李大爷符合试验要求，很快入组，给予了新药治疗。

经过4个周期的治疗后，李大爷的肿瘤缩小，疗效很好。但由于2020年初的新冠肺炎疫情的影响，李大爷的第5周期和第6周期的联合治疗无法按照原计划进行，鲁主任和临床研究的申办方与当地医院多次沟通、申请，最后顺利地让李大爷在当地医院进行了最后两个周期的治疗。2020年5月，疫情得到控制，李大爷重新回到肿瘤医院，做了影像学检查，结果显示肿瘤得到了很好的控制。

李大爷再次见到鲁主任，激动地握住了鲁主任的手，满含泪水地说："主任呀，感谢您对我的帮助与照顾，我现在都好了，吃嘛嘛香，身体棒得很！"

鲁主任笑了笑："老李呀，临床试验还是对你有好处的，现在不仅效果好，还省下了一大笔费用，解决了你经济困难的问题。现在继续积极配合治疗，有什么问题和你的试验员沟通，我们都会尽力帮忙的。"

李大爷十分感动："主任，您就是我的救命恩人呀！"

　　到2021年4月为止，李大爷已经接受了25次治疗，没有出现明显的副作用，并且生活质量得到明显的改善，除了需要定期到医院治疗外，李大爷的生活和常人一样，还能帮助女儿照看外孙女，一家人生活得其乐融融。

　　李大爷的故事告诉我们，药物临床试验有时候真的可以救命！许多地区的肿瘤患者，因经济状况较差的原因而放弃了治疗，这是十分遗憾的，药物临床试验对他们来说，可能是最佳选择。此外，如果患者对药物临床试验抱有顾虑，可以寻求医生帮助，医生们会给患者合理、耐心的解释。

（鲁智豪　曹彦硕）

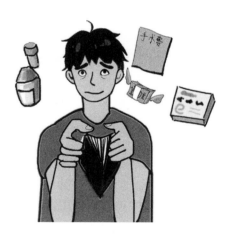

他经济并不困难，
却坚持参加药物临床试验

　　老黄，男，63岁，2019年2月无明显诱因出现左肩、左胸部疼痛，咳嗽加重，后行CT检查和肺穿刺，确诊为肺腺癌，临床分期cT2aN3M1c ⅣB期（骨、肝、淋巴结转移）。后于2019年2月接受局部姑息治疗，行胸骨及左肩胛骨骨破坏微波消融＋刮除＋骨水泥填塞术。经治疗后，疼痛得到一定程度的缓解。后经筛查，老黄符合一项正在开展的Ⅲ期新药临床研究，于2019年3月签署知情同意书，随后筛选成功，自2019年3月开始给药，至2020年9月，出现疾病进展，老黄只好出组。出组后一段时间，老黄得知了另外一项药物临床试验，经筛查，老黄符合该试验要求，并于2020年10月入组，一直给药至今，基本上病情稳定。

　　老黄每次来住院参加试验时，总是十分引人注意，原因是他手上常带着一枚戒指，脖子上还挂着金项链。在许多人看来，参加药物临床试验的都是经济有些困难的患者，大家很好奇，老黄如此阔绰，为什么还要参加药物临床试验呢？

　　其实，当老黄第一次听到药物临床试验时，他的第一反应也是讶异。老黄与许多人的看法是一样的，认为只有经济条件有困难时，患者才会迫不得已选择参加药物临床试验。老黄谨慎地问医生，参加临床试验有什么好处吗？疗效如何？副作用如何？我不贫困，为什么也要参加？

医生对老黄的问题一一进行了解答。对于老黄反复强调自己并不贫困，医生也笑了。医生告诉老黄，药物临床试验能够节省费用只是其中的一个好处，其实所有病情适合的患者，都是可以参加药物临床试验的。

当老黄听到，试验采用双盲，可能进入试验组，也可能进入对照组时，心里又犹豫起来。医生告诉老黄，若此次参加药物临床试验，不论进入试验组或对照组，均值得尝试。若出现进展，将来可以考虑参加另外一种PD-1单抗类药物试验。另外，不久将会开展一项新的药物临床试验，这有可能弥补第一次参加临床试验进入对照组的遗憾（假如进入对照组）。老黄头脑灵活，综合各方面考虑，不但可以节省钱，而且疗效也有保证，于是老黄很快决定参加药物临床试验。

老黄说，他参加药物临床试验，不是钱不钱的问题，而是他自己对药物临床试验的认可。

这次药物临床试验结束后不久，老黄又果断地参加了另一项Ⅰ期药物临床试验。医生与老黄交流时，问他为什么那么爽快地参加Ⅰ期药物临床试验？

老黄告诉医生，一是他上一次的Ⅲ期药物临床试验的经历给他带来了不错的疗效和体验，二是他经过了认真的学习和了解，认为药物的副作用不会太大。虽然Ⅰ期临床试验采血次数多一些，但每次采血量不多，除了局部疼痛外，对人体影响不大，这一点他也能接受。因此，老黄参加Ⅰ期药物临床试验，没有太多的犹豫。

如今的老黄，已经是药物临床试验的"老朋友"了。

老黄的故事告诉我们，药物临床试验并不是都为"穷人"设计的，只要患者病情符合入选要求，无论贫富，都可以参加药物临床试验。

老黄的故事还告诉我们，参加过药物临床试验的患者对于药物临床试验的认识和理解较为深刻，若您还在犹豫是否参加，可以与身边其他参加过临床试验的病友交流一下，或许有不一样的收获。

（鲁智豪　曹彦硕）

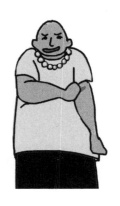

傲慢与偏见

在现实生活中，许多肿瘤病友一听到药物临床试验，第一反应就是抗拒，认为它风险太高，会危及生命；不少患者家属还认为它是无药可医或经济极度困难时的无奈选择。这其实是对药物临床试验的误解，是因为对试验不够了解而产生的。有时候，这种误解是致命的，会让患者错过好的治疗机会。

　　今天，就请大家放下傲慢和偏见，与我们一起，去听听接下来几位病友的故事，或许会对您有所启发。

没让他参加药物临床试验，老石很烦他的二女儿

最近，老石咳嗽比以前厉害了，夜间尤其明显，并且伴有阵阵的胸痛。虽然老石一直在口服止痛药物，但效果并不明显，反而身体逐渐消瘦下来，感觉浑身无力。每每想到自己的病情，老石就生起二女儿的气来，不想听到关于二女儿的任何消息，更不想见她。

那老石为什么很烦他的二女儿呢？

让我们先了解一下老石的故事吧。

老石，男，70岁，泗洪人。2019年2月，因咳嗽确诊为肺癌晚期，病例类型为腺癌，基因检测后未发现 *EGFR*、*ALK*、*ROS1* 等基因突变，当时没有可以口服的靶向治疗药物。于是，老石及其家人来到刘医生的门诊求助。在老石的二女儿看来，患癌是一件"天塌了"的大事，她担心父亲知道病情后情绪会被影响，所以一再叮嘱自己的兄弟姐妹和刘医生，千万不要让父亲知道他的真实病情。刘医生尊重家属意见，同意保密病情。

经过严格的筛查，刘医生发现老石符合一项晚期肺癌的Ⅲ期药物临床试验的入组条件，并将之告知了老石的家属。

这次陪老石来看病的，有其儿子及儿媳、大女儿，和老石的侄女。老石侄女恰好是一位医学生，为了便于让家属很好地了解和认识药物临床试验，刘医生先与老石的侄女交流，她很快接受了药物临床试验，认为能参加药物临床试验是一件很幸运的事。然后在老石侄女的帮助下，医生也与老石的其他家属进行了沟通。大家都表示同意和支持老石参加药物临床试验。

而就在这时，一通电话打断了众人的交流。

来电的是老石正在出差的二女儿，她由于常年在外地经商，这次无法陪同父亲来看病。电话一接通，石小姐十分果断地表示不同意父亲参加药物临床试验，她并不相信药物临床试验的有效性，愿意出钱给父亲进行"最好"的治疗。

一家人因此产生了分歧。

老石的儿子、大女儿及侄女都十分希望老石能参加药物临床试验，几人也竭力劝说石小姐，希望她能同意。但二女儿认为药物临床试验具有副作用，竭力反对，并且承诺父亲将来所有的治疗费用都由她来承担。

一家人争论无果，只能先回家协商。

回家后一段时间，老石的侄女再次联络刘医生，叹了口气，说伯父可能无法参加药物临床试验了。尽管她以医学生的角度告诉二表姐，这是一个难得的好机会。但石小姐态度坚决，强硬地表示以后不要再谈药物临床试验这件事了。而石家的兄姐听过药物临床试验的风险后，摇摆不定，恐怕也要改变主意。

最后，老石家人还是放弃了药物临床试验，去了另一家医院接受化疗联合一种靶向药物治疗，该治疗方案与刘医生建议的药物临床试验方案基本一致，只是具体药物有所不同，且治疗需要全部自费。最初，老石的疗效还是不错的。半年后，他的二女儿认为疗效不错，让老石暂停了治疗。

2020年2月，老石的病情出现进展，老石的子女又一次找到刘医生，希望刘医生能够提供一些帮助。刘医生仔细研究病情后，仍建议老石采用最初的治疗方案，即药物临床试验。但老石的二女儿仍旧不同意，经过一番纠结后，二女儿最终决定听从其他医院的建议，采用一种较为昂贵的免疫治疗药物联合化疗。然而给予4次免疫联合化疗治疗后，老石病情没有得到控制，肿瘤继续增大，疾病再次发生进展。

雪上加霜的是，这时老石二女儿的经济状况出现了问题。父亲的病情加上工作的忙碌，让石小姐焦头烂额，脾气有些焦躁，一时间难以平衡家庭与工作之间的关系，很快也与兄姐之间发生了矛盾。

老石的儿子及大女儿看到父亲病情加重，心情焦灼，兄妹俩决定还是去找刘医生。刘医生看过老石的既往治疗史，建议老石恢复最初的治疗方案，也就是类似于当初建议老石参加的药物临床试验的方案。

在给予两个周期治疗后，老石的肿瘤病灶开始出现缩小。后又给予了两个周期治疗，病灶仍在缩小。后因经济条件影响，老石不得不延迟治疗。大家知道，延迟治疗对肿瘤肯定是不利的。果然，2020年4月，老石的病情再次出现进展。

老石在刘医生这儿住院治疗的一年间，对自己的病情有了较多的了解，也知道了药物临床试验是怎么回事。老石还认识了两位与他疾病类似的病友，病友们参加了药物临床试验，不但花费少，而且疗效也不错。只是可惜，此时的老石早已错过了入组的时机。

在一年里，老石的二女儿忙于工作，没有时间来看望。老石对二女儿充满了抱怨，他不明白当初女儿为什么不让自己参加药物临床试验。刘医生安慰老石，二女儿的出发点是好的，是想给父亲最好的治疗。

老石告诉刘医生，他的这一生就想活个明白。如果当初二女儿不隐瞒他的病情，他肯定会选择药物临床试验，那样不仅能够节省经济费用，还能够有充足的时间好好规划自己的生活。老石感觉受到了女儿的"欺骗"，他不能理解女儿。两人因此产生了隔阂。老石不愿接二女儿的电话，每次通话只是匆匆地说上几句就挂断了，以至于到了春节，父女俩相互冷战，连电话都不愿意再打。

由于病情加重，老石也没有经济条件继续接受治疗，只能回到了自己的老家。老石告诉医生，他知道自己的病情，知道留给他的时间不多了，但他还是抱有希望。离开前，老石千叮咛万嘱咐，如果有合适他的药物临床试验，希望刘医生能够及时联系他。

老石的故事令人唏嘘。作为子女，心疼自己的父母，不想让父母知道真实病情，这种心情是可以理解的。在国内许多家庭中，这种情况确实比较常见。因为每一个人的承受能力是不同的，对于一些承受能力较差的患者，善意的隐瞒也许有用。但有时候，过分的隐瞒未必对患者本人有利。对于有判断能力的患者，还是应当以沟通为上。

老石的故事还告诉我们，肿瘤治疗是一场持久战，如果有节省费用的机会，还是应该适当节省，做好规划，防患于未然。

（刘连科　沈凯）

小知识

药物临床试验的主要风险有哪些?

药物临床试验的风险主要有两点:临床试验的治疗可能无效;临床试验用药的不良事件可能是严重的、甚至危及生命的不良事件。

—— 一年后，她后悔替她婆婆做出决定 ——

故事要从一年前开始，2020年春节即将到来的时候，新冠病毒感染导致了武汉封城，国内几乎每个城市都加强了防御，给人们的出行带来了极大的不便。

在这个时候，曾律师的婆婆因咳嗽加重而被确诊为肺癌晚期。曾律师一家与婆婆住在一起，关系很好，夫妻感情也非常和睦，两人有一个可爱的儿子，正满怀期待地备孕二胎，希望能够"儿女双全"。此时，婆婆患癌的消息对幸福的一家人来说，宛如晴天霹雳。

曾律师的老公在外地工作，由于疫情原因，她老公不能及时回来，故婆婆的前期检查、穿刺、病理检查以及基因检测等，均由曾律师协助完成。病理结果出来后，医生与曾律师交流治疗方案，建议患者参加药物临床试验，曾律师与老公、婆婆沟通后，两人均表示听从曾律师的建议。经协商，曾律师同意参加药物临床试验。当天就签好了知情同意书，一切都很顺利。晚上回到家，曾律师将知情同意书等事情与其老公电话交流，老公谈到她是律师，让她仔细看看知情同意书，看看是否有对妈妈不利的地方。曾律师认真阅读，确实对其中几条产生了困惑。

第二天，曾律师再次找到主治医生，咨询了相关内容，提出了不少问题，比如文件当中提到的"充分知情"，她认为患者不可能完全了解自己的病情；比如"治疗风险"，她认为风险程度的描述不够详细；当然，还有一些其他问题。

医生尽自己所能，给曾律师进行了解释，并告诉曾律师，医学不是纯自然科学，是自然科学、社会科学以及人文科学的全面结合。每个患者可能发生的风险不同，医生们并不能准确地预测，当然，医疗过程中研究人员一定会遵守法律法规，以及相关的医学诊疗规范，以保障患者生命安全。最重要的一点，医生都会遵循医德，遵循道德。

最后，主治医生告诉曾律师，对于是否参加，请认真思考。

曾律师对于这次解答似乎并不满意，回到家后不久，曾律师就替婆婆拒绝了药物临床试验。随后，曾律师带婆婆去了一家肿瘤专科医院，进行化疗联合免疫治疗。很遗憾，第3个周期给药后，患者出现一种与免疫治疗相关的严重不良反应，不得不终止抗肿瘤治疗。不久后，患者去世，患者的死亡可能与免疫相关不良反应有关，而且疾病进展也加速了死亡过程。

婆婆去世一年后，曾律师再次来找医生，想与医生谈谈心。

曾律师倾诉道，婆婆去世后，老公受到了很大的打击。

老公一直很孝顺，本想让妈妈幸福快乐地过好余生，但很遗憾，未能事如所愿。自婆婆去世后，曾律师发现老公变了，他们之间的交流逐渐减少。终于有一天，夫妻俩出现了结婚后的第一次激烈争吵。老公抱怨她，如果不是她过分解读知情同意书，说"知情同意书不严谨"，妈妈很可能就参加了药物临床试验，也许就不会这么快去世。曾律师也很郁闷，当时她之所以研究知情同意书，也是她老公提醒的，现在却成了她一个人的错。

曾律师告诉医生，婆婆去世后，她的压力也很大，心情很不好。他们夫妻基本上进入了冷战状态，快到了离婚的边沿。曾律师烦恼地问医生，她到底错在哪了？

医生告诉她，她做事较真了一些，缺乏相关医学知识，对药物临床试验的认识不够、存在偏见。非医学人士对药物临床试验存在偏见的人很多，甚至少部分医疗相关人士也存在错误的认识。可见国内对药物临床试验的认识，还有一段较长的路要走。医生劝说曾律师，不要过分自怨，还是应该与先生坐下来，好好谈一次。

与医生交流后，曾律师的心情似乎好一些，但仍后悔替她婆婆做出决定。

曾律师的故事告诉我们，医学不是纯科学，存在不确定性，不能用纯理性的角度来理解。医护人员们会尽最大能力，排除或减少治疗当中存在的不确定性。但无论如何，基于目前国内外肿瘤治疗现状，药物临床试验是一次非常值得尝试的好机会，若有合适的药物临床试验，患者应当尽可能抓住机会。

曾律师的故事还告诉我们，普通大众对药物临床试验的认可，还有一段很长时间的路要走。加强普通大众对药物临床实验的认识和理解，是十分必要的。

（沈凯　吴菁）

小知识

知情同意书可以给患者安全保障吗？

所有药物临床试验的知情同意书，均会通过申办方法务部门的律师以及研究单位伦理委员会的审核，以给所有参加药物临床试验的患者提供权利和安全保障，具有法律效力。

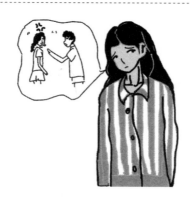

一位爱操心的小姑子

近期门诊来了一位女患者，45岁，确诊为肺癌晚期（Ⅳ期），家中经济条件一般，刘医生阅读患者的病史后，初步筛查发现该患者符合一项肺癌的Ⅲ期药物临床试验。

刘医生与患者及其家属进行了详细的交谈，刘医生告知患者及其家属，根据试验要求，如果患者同意参加药物临床试验，在签署知情同意书后，必须进行基因检测，然后再进入下一步筛查、确认。在交谈过程中，患者的小姑子多次打断医生，咨询一些问题。就当患者同意参加药物临床试验时，这位小姑子突然制止了患者，告诉医生"我们到外面协商一下，然后再决定"。然而患者及家属离开诊间后，就再也没有返回医院。几天后获知，小姑子决定自费为患者进行基因检测，不参加药物临床试验。

刘医生虽然感到遗憾，但也没有办法。而且根据这位患者的实际情况，以后看病估计要花费不少费用。

类似的故事，刘医生也曾遇到过。

那是2018年，来就诊的44岁的孙女士被确诊为肺癌Ⅳ期，当时刘医生建议她参加一项药物临床试验，孙女士及其先生同意参加药物临床试验，患者签了知情同意书，准备进行基因检测。第二天，患者夫妻及其小姑子再次来找刘医生咨询，刘医生又给予了详细的介绍及解释，并告知参加药物试验可以节省很多费用，是一件安全且划算的事情，特别是对于经济条件一般的家庭，是非常值得的。

然而遗憾的是，最终小姑子认为其中疑虑较多，劝说哥嫂拒绝了药物临床试验。

刘医生很无奈，只得留下联系方式，告诉孙女士，如果治疗效果不佳、出现疾病进展，不妨再来找刘医生，也许能够为她介绍新的药物临床试验。

随后，孙女士离开了，她自费进行了基因检测，结果显示为*EGFR*野生型（一种肺癌较常见的驱动基因）、无*ALK*融合突变、无*ROS1*融合突变等，并回当地医院进行治疗。

2年的时间过去了，刘医生在忙碌中几乎快忘记这件事时，孙女士在其先生、小姑子的陪同下再次来到了刘医生的门诊。

病史显示，当年孙女士回到当地，使用的是贝伐珠单抗联合化疗治疗，与刘医生当初推荐的药物临床试验方案基本一致。孙女士治疗了6个周期，后一直用贝伐珠单抗维持治疗，共用药20个月。之后疾病出现进展，当地医生为其更改了治疗方案，可惜后者治疗无效，疾病仍继续进展。孙女士无奈之下，这才再次找到刘医生。

听到刘医生说，她近2年的治疗方案是正确的，这种治疗方案与当初建议她参加的药物临床试验的药物相似，只是参加药物临床试验可以节省不少费用，刘女士表情放松了一些。但想到这两年看病，几乎花光了家中所有的储蓄，孙女士夫妻面露窘迫，表示十分后悔。这两年买靶向治疗药物确实花了不少钱，给家庭带来了极大的困难。

刘医生看过孙女士的病史后，建议孙女士再做个基因检测。孙女士夫妻表示同意，小姑子却认为，再做基因检测的意义不大，一来，之前已经做过一次，二来，家里已经没有钱购买相应的药物了。

不过，这次孙女士并没有听小姑子的话，接受了专门的基因检测。几天后结果显示，孙女士的基因检测结果显示有 $MSI-H$（一种对PD-1单抗类药物有效的标志物）。刘医生告诉孙女士，若不进行基因检测，很难想到她是一位 $MSI-H$ 的患者，很幸运，现在正有一项PD-1单抗类药物临床试验非常适合她。这一次，他们没有听从小姑子的话，而是选择参加药物临床试验，顺利地接受了试验用药物。

4次用药后，CT结果显示孙女士病灶缩小。后来复查，

CT结果仍显示治疗有效。

夫妻二人非常高兴，两人与医生交流时，提到当初刚被确诊为晚期肺癌的时候，他们夫妻二人都很紧张、很着急，大脑一片空白，根本无法做决定。而先生的妹妹曾经做过护士，懂一些医疗知识，于是两人就听从了妹妹的建议，没想到妹妹也并不了解药物临床试验，因此错过了上次的好机会。

但经过这两年的治疗，他们夫妻二人已经对病情有了一定的了解，也学习了一些关于药物临床试验的知识，也就不再依赖妹妹做决定了。这一次，当听到刘医生讲到肺癌治疗新进展的时候，他们夫妻二人心中都有点儿激动，当即选择参加药物临床试验。

值得高兴的是，夫妻俩的盼望没有落空，好运气还真是降落到他们的身上。孙女士相信，他们今后的生活也一定会越来越好的。

孙女士的故事告诉我们，家属的意见可能会影响患者的选择，甚至在一定程度上决定患者的治疗。因此当家属对治疗方案不够了解时，容易误导患者做出错误的选择。此时，患者及家属不要盲目做决定，可以寻求医生的帮助，多与医生沟通，多听多看，以充分理解。对于较为陌生的"药物临床试验"，更应该如此。

（吴菁　任铁军）

小知识

为什么要让患者及其家属充分知情？

知情同意是保障受试者权益的重要措施。伦理委员会对获得和记录受试者知情同意所用的方法和材料等进行审查，确保受试者的权益、安全受到保护。

研究者应当使用经伦理委员会同意的最新版的知情同意书和其他提供给受试者的信息。如有必要，临床试验过程中的受试者应当再次签署知情同意书。

生活有时阴差阳错

看到这里，或许不少肿瘤患者已经希望能够赶快参加一项药物临床试验了，然而，药物临床试验却并非所有人都能够参加的。患者的身体情况、药物的研发进度、试验的开展时间、试验的入选标准等，都影响着患者能否参加该项试验。因此，能有机会参加一项完全符合自己的药物临床试验，是一件十分难得的事情。

　　生活有时阴差阳错，会让人难以如愿以偿。但无论最终是否参加药物临床试验，我们都希望每一位患者积极接受治疗，勇敢抗击病魔。相信随着肿瘤学的发展，新的曙光终会出现。

—— 他仿佛从"天上"坠落到了人间 ——

人到中年以后，最担心的事情之一就是自己得了难以治愈的疾病，特别是恶性肿瘤。我们知道，在这个年龄阶段，上有老、下有小，若此时患病，常常会给家庭带来更大的压力。

在药物临床试验的工作中，我们经常碰到这样的患者，魏先生就是其中的一个例子。

我们先了解一下魏先生的病史吧。

魏先生，男，51岁，2019年11月因结肠癌而行手术切除，术后给予化疗，2020年6月结束化疗。后一直随访，2021年2月发现肝转移，3月行肝脏转移瘤消融治疗。一个月后复查，肝脏转移瘤继续增大。随后，魏先生来到刘医生的门诊。经过评估，魏先生有机会参加一项转移性结直肠癌的药物临床试验。

当魏先生及其夫人听到可以参加药物临床试验后，都很激动，心想，太好了，有救啦！为什么是"有救啦"？因为，在来刘主任门诊之前，魏先生已就诊多位医生，均被告之没有很好的治疗方法。

　　这几个月来，魏先生夫妇一直有意无意地回避谈论病情，而这一次，夫妻二人第一次认真地进行了交流。两人协商决定，一定要参加药物临床试验。

　　根据试验方案要求，入组前需要进行基因检测。遗憾的是，五天后，基因检测结果显示魏先生不符合该项临床试验的入选标准，不能入组该项药物临床试验。当刘医生告诉魏先生夫妇这个结果的时候，他们都很失望。

　　魏先生告诉刘医生，当他听到有药物临床试验适合他的时候，他仿佛到了天上，两人激动得一夜没睡，感觉抓住了救命稻草，甚至都畅想起了以后美好的生活。当医生告诉他不符合药物临床试验的时候，感觉被一竿子打回到现实，坠落到人间，甚至有点绝望。

　　之后的几天，魏先生的心情很差，吃饭没有胃口，甚至不愿意下床活动。魏夫人担心他心情不好，容易出现问题。于是联了刘医生，希望刘医生能开导魏先生，让他不要胡思乱想。魏夫人其实也有些沮丧，她一方面希望先生能够早日接受现实，希望他尽可能早点下床活动；一方面也担心先生时日不多，想多给他做些好吃的，不知道吃些什么可以有助于病情，又担心有什么忌口。

　　刘医生听着魏夫人诉家常般的念叨，心里也有些感慨。刘医生安慰了魏夫人，告诉她基本上没有什么忌口，可以做些平常爱吃的饭菜。同时通过电话开导了魏先生，并告诉他，不能气馁，一定要保持积极乐观的心态，之后若疾病出现进展，也许会符合另外一项药物临床试验的入选标准，还是有机会的。

不久后，魏先生渐渐想通，终于肯下床活动，也开始接受治疗了。至今日，医生仍一直积极关注相关药物临床试验，希望帮助魏先生早日去除病魔，恢复健康。

魏先生的故事告诉我们，药物临床试验对一些患者很重要，甚至可以说是救命稻草。但药物临床试验也并非"仙丹"，当患者病情不符合入选标准时，是无法参加该试验的。即便无法参与某次药物临床试验，也希望患者及家属不要放弃，新的机会还会出现。

魏先生的故事还告诉我们，在患病后，家属应多多观察患者，掌握患者的心理变化，联合医生及时对患者心理进行调整和介入，这对患者的帮助也很大。

（张嘉　刘连科）

小知识

什么是入选标准和排除标准？

药物临床试验的入选标准和排除标准是药物临床试验方案中最关键的要点。

　　入选标准和排除标准是关乎受试者能否成功入组的决定性因素，是临床试验成功与否的关键因素。合理、科学的入选和排除标准是保证临床试验科学、顺利开展的前提。

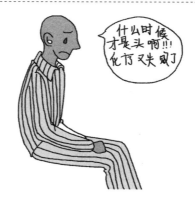

都有房颤，为什么我不能入组

老范、老陈，都得了晚期肿瘤，老范得了晚期胃癌，老陈得了晚期肺癌，俩人都合并慢性房颤，都想参加药物临床试验，试验药物均是PD-1单抗类药物联合标准化疗方案。但最终，老陈成功入组，老范却未能参加。

俩人的结果迥然不同，是为什么呢？

其实，这是由于所得的肿瘤不同，两人拟参加的是不同厂家的两项药物临床试验。其中老陈参加的药物临床试验对房颤没有要求，而老范参加的药物临床试验却将房颤患者排除之外。

老范对此不理解，为什么都是相似的PD-1单抗类药物，却要求不同呢？特别是，老范的超声心电图的检查结果与老陈的检查结果几乎相似。

他们二人参加的药物临床试验都是Ⅲ期临床试验，这两种药物在开展Ⅲ期临床试验之前，均经历了动物实验以及人体Ⅰa、Ⅰb期临床试验。但两种药物不同，在Ⅰa、Ⅰb期的临床研究中，可能会出现不同的不良事件（药物的不良反应），这对后期的临床试验会产生影响，也就影响了后续受试者的入选条件。

最重要的是，这两种药物在性质上稍有不同，也许老范参加的试验用药物，会使房颤的发生率增加，或对房颤患者的影响较大，或与治疗房颤的药物可能产生相互作用。为了房颤患者的安全考虑，才会将老范排除在外。

老范的主治医生将上述几点，以及药物和试验的特点详细地给老范进行了解释，减少了老范心中的一些疑惑。最终，老范与老陈几乎同时住院，不过一个开始了药物临床试验，一个进行的是临床常规治疗。为了获得更好的疗效，老范自费服用了一种已经上市的PD-1单抗类药物。

令人高兴的是，二人治疗后复查，均显示有效。只是老陈的治疗药物是免费的，而老范花费较多。随着治疗时间的延长，老范的经济负担越来越重，这也是让老范非常感慨的一点。

两位房颤患者的故事告诉我们，不同厂家的试验方案对患者入组的要求不同，即便两人有相似的合并疾病，也不一定都能够成功入组。但这并非刻意为难患者，而是出于对患者生命安全的考虑，是为了防止发生不良事件影响患者原有病情，请患者给予理解。

当出现因不符合入选标准，而无法参加该项药物临床试

验时，请不要气馁，可以在积极接受常规治疗的基础上，密
切联络医生，耐心等待其他试验机会。

（刘连科　王居峰）

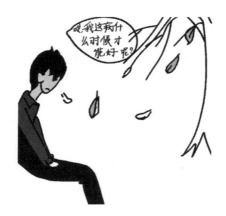

—— 她最终未能等到药物临床试验的试药 ——

顾女士，女，45岁，2016年7月确诊为子宫内膜癌，于2016年7月行广泛性子宫切除术＋腹腔镜下双侧输卵管–卵巢切除术＋腹腔镜下盆腔淋巴结根治性切除术＋腹腔镜下腹主动脉淋巴结取样术＋腹腔镜下盆腔粘连松解术。术后病理示：（广泛全子宫＋双附件）子宫内膜样腺癌（中分化），累及宫颈管中段黏膜层及肌层；肿瘤浸润子宫体肌壁全层达浆膜下；肿瘤浸润宫颈管壁深度约1.8cm（浸润深度＞2/3肌层，未及全层）；脉管内见癌栓。"左盆腔、右盆腔"淋巴结见转移癌。免疫组化结果：ER（＋＋＋）、PR（＋＋＋）。术后给予化疗、放疗、内分泌治疗等治疗。

2017年9月复发，影像学检查显示肝转移、右侧腹膜及肠系膜多发转移。基因检测示 *MSI–H* 型。随后，给予化疗联合靶向治疗，一开始肿瘤有所缩小，患者及家属很高兴。很遗憾的是，到了2018年6月，出现疾病进展，后给予化疗、靶向治疗等治疗，肿瘤未能控制，不久后，因意外去世。

顾女士有个幸福的三口之家，三人其乐融融，她本人热爱生活，平时生活多姿多彩，还很注重美容。得知顾女士病故的消息后，之前为顾女士进行过手术的医生也感叹，顾女士平时总为他人着想，是个非常善良的好人。

顾女士确诊为恶性肿瘤后，一直积极配合医护人员，接受治疗。那时候顾女士常说，乐观的心态对治疗很重要，所以要让自己快乐起来。为了能获得更好的治疗、为了能战胜肿瘤，也为了能让自己有一个好的心态，顾女士很关注肿瘤知识的宣教活动。

顾女士了解到基因检测对其治疗有帮助，主动与医生沟通，行肿瘤多基因检测，以便于寻求适合自己的治疗药物。顾女士的基因检测显示为$MSI-H$，适合PD-1单抗类药物免疫治疗。当时香港及国外多个地区已有PD-1单抗类药物上市，但价格很贵，顾女士负担不起。顾女士的主治医生告诉她，国内很快会开展一项类似药物的临床试验。顾女士很高兴，她期待有机会参加这项药物临床试验，获得试验用药物。从此，顾女士认真规划起自己的生活，积极听取病友们的好建议，口服中药治疗，学习养生知识等。

在顾女士等待"试药"的过程中，肿瘤继续进展，开始时比较缓慢，医生们的鼓励也让她坚持了下来。这时候，顾女士的心里还是很轻松的。可随着时间的延长，试验遥遥无期，而腹内的肿瘤却生长较快，顾女士的压力逐渐增大，几个月后，由于腹胀、腹痛等症状加重，顾女士不得不住院治疗，但疗效较差。

在最后一次住院中，顾女士看上去与以前一样，爱与别人聊天，但很明显，她的情绪开始低落了。某次，医生听到她与朋友聊天，话语间说起"有特效药，却买不起，折磨人呀""等试药，不知要等到猴年马月"等。虽然，医护人员积极寻找其他治疗方案，并鼓励她要坚持下去，但顾女士失去了往日的活泼，只是勉强一笑。

最终，由于肿瘤进展迅速，顾女士的病情出现了意外，不幸去世。几个月后，适合顾女士的药物临床试验开始入组了，可惜顾女士未能等到。

医生们每每回忆起顾女士，也都充满了遗憾，如果国内药物临床试验的速度能够再快一些、新药临床试验的机会能够再多一些，也许这样的不幸就能够再少一些，就能够拯救更多像顾女士这样的患者。

顾女士的故事告诉我们，药物临床试验是根据药物的研发进度来进行的，不是每位肿瘤患者都有机会参加药物临床试验，也并不是每位患者都能够等到这个机会。因此，每一次药物临床试验都是一个难得的机会，当没有其他合适的治疗方案，却有机会参加药物临床试验时，患者们应当把握机会，积极尝试。

（王蓉　刘连科）

小知识

为什么PD-1抗体类药物临床试验，会选择基因检测为MSI-H的肿瘤患者？

微卫星（MS），又称简单重复序列或短串联重复序列。微卫星不稳定性（MSI）表现为同一微卫星位点在不同个体之间或者同一个体的正常组织与某些异常组织之间重复单位的数目不同。根据MSI不稳定性和程度，可分为微卫星高度不稳定型（MSI-H）、微卫星低度不稳定型（MSI-L）和微卫星稳定型（MSS）。

MSI-H肿瘤是指一类具有微卫星高度不稳定表型的肿瘤，最常见的发生部位为结直肠、子宫内膜癌等，其他部位也可以发生。MSI-H肿瘤对免疫治疗敏感，因此，PD-1抗体类药物临床试验，会选择基因检测为MSI-H的肿瘤患者。

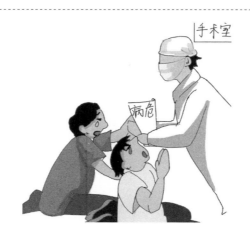